宇宙怪人しまりす

統計よりも重要なことを学ぶ

佐藤 俊哉 著

朝倉書店

イラスト　佐藤恵子

宇宙怪人しまりすのあらすじ

　進んだ科学力をバックに地球征服にやってきた宇宙怪人しまりす。しかし、いろいろな事情があって、地球征服の前に医療統計を勉強することになり、京都で医療統計の専門職課程に在籍していた。怪しげな調査結果のデータをどう解析すればいいのか、治療効果があるということをどうやってしめしたらいいのか、検定ってなにをするためのものなのか、統計的に有意だとなにかいいことがあるのか、そもそもバイアスのはいったデータに統計解析は適しているのか?

　地球征服を阻止すべく、厳しい医療統計ゼミでしまりすに教育的指導を行う医療統計家の先生。ゼミ発表で毎回サンドバッグのように叩かれながらも不死鳥のようによみがえり、これらの問題についての知識を深めていく宇宙怪人しまりす。その知識を活かしてりすりす星で臨床試験を実施したところ、割り付けられた治療を守らなかった試験参加者がいた。割り付け治療を守らなかった参加者は解析から除外すべきなのか、それとも実際に受けた治療にもとづいて解析したほうがいいのか。研究は結果よければすべてよし、ではなく、計画がよければどんな結果となってもすべてよしであることや、割り付け治療を守らなかった参加者がいても割り付け通りに解析する解析が正しいことを学び、社会人大学院生として博士課程に進むこととなった宇宙怪人しまりす。博士課程3年間の課程修了までは地球征服を阻止できた先生であるが、しまりすの奸計により、りすりす星の医療統計センターに拉致されてしまう。

　「統計的に有意」は禁止となるのか、ヨクナールに副作用はあるのか、観察研究では未知の要因の影響は否定できないのか、はたまた統計よりも重要なことはあるのか? 装いも新たに、宇宙怪人しまりすと先生のほのぼのしたストーリーが続く。

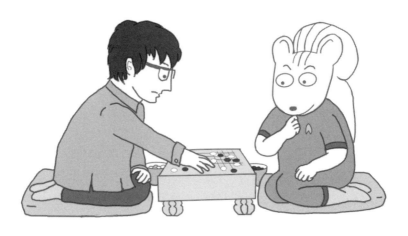

目　　次

登場キャラクター

宇宙怪人しまりす
地球征服に燃えているがいまは博士課程の大学院生、にもかかわらずいろいろと怪しい活動に手を染めているらしい

先生
いやいやりすりす星に拉致されたが、医療統計センターで結構楽しく医療統計の講義をしているらしい

司会さん
りすりす星にまでゼミの司会をしに来てしまった司会さん、どうやってりすりす星に来たのかは謎

シーマ
りすりす星きっての最先端AI、いまのところ医療統計センターだけに設置されている、気が利きすぎるのが難点

うさみ
うさうさ星からりすりす大学の博士課程に留学している大学院生、博士論文の審査会を控え自信満々な様子だが...

第**1**話

背後仮定も含めて解釈することが
重要なんですね

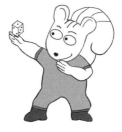

あー、よく寝た。ゆうべは飲みすぎたかな、あれっ、ここはどこだっけ?

 おはようございます。

 わっ、びっくりした、な、なんでしまりすくんがここに。

 だって今日ははりすりす星の医療統計センターでの先生のはじめての講義じゃないですか。昨夜の歓迎会では飲みすぎですよ。もう地球じゃないんですから、寝ぼけてないでさっさと準備してもらわないと。みんな先生の講義を楽しみにしてるんですからね。

 えへへ、みんな楽しみにしてるんだ、京都じゃあそんなことなかったからうれしいねっと。じゃあ張り切って準備しないとね。

 今日はなんの講義の予定ですか。ぼく教務補助の teaching assistant、TA の大役を仰せつかったんで、準備が必要なことがあったらなんでも言ってください。

 うん今日はね、アメリカ統計協会っていう地球最大の統計家の学術団体が「統計的有意性と P 値に関する ASA 声明」を 2016 年に公表したので、そのことを話そうと思ってね。

 また検定ですか、ただでさえ検定はややっこしいのに。みんなあきちゃうんじゃないかなー。

 やっぱりみんな楽しみにしてるんじゃなかったんだ……。それじゃあ講義の前に TA のしまりすくんに聞いてもらって、わからないところがあればいってくれれば補足資料を作るよ。

 あーあ TA なんか引き受けるんじゃなかったなぁ。

 アルファレベル、有意水準ともいいますが、両側 5% とするのは単なる慣例なんだけど、なぜかこの「5%」というのが世界的に絶対の基準のように誤解して扱われていてね。佐久間昭先生は、P 値が 5%

以下だと素晴らしい結果で万々歳、5％より大きいともうがっかり、なんていう「5％有意」をありがたがることを「有意症」という病気だって昔からいってたんだ。ご丁寧に「*significantosis*」なんていう学名まで作ってね。

ほひー、佐久間先生ですか。

うん、みんなから佐久間語録なんて呼ばれているんだけど、

> 佐久間昭. 11. 与太与太統計学：責任はもてない. 椿広計・藤田利治・佐藤俊哉（編）, これからの臨床試験：医薬品の科学的評価－原理と方法－, pp.159–173. 朝倉書店, 1999.

にまとまってるからしまりすくんも読んでおくといいよ、「きれいなウンコ」とか「統計と詐欺」とか、おもしろい話が満載だから。

　有意症だけじゃなくて、最近では「研究結果の再現性」が問題になってるんだ。医学論文は、ただ研究の結果をまとめれば誰でもなんでも公表できる、というわけじゃないんだよ。それぞれの領域に専門の学術誌というのがあって、その学術誌に研究結果をまとめた論文を投稿すると、ふたりから数名の専門家、査読者っていうんだけど、査読者によるそれはそれは厳しい審査を受けてね。査読者から内容がおかしいとか、この部分がよくわからないとか、これこれのデータを追加してほしい、説明を追加してほしい、といったコメントが返ってきて、指摘された問題点をすべて解決して査読者から了解が得られたら、はじめて学術誌に論文が掲載されるんだ。

そんなに厳格な審査を受けて論文が掲載されるんだったら、研究結果が再現できなかったらおかしいんじゃないの?

それがね、審査がとても厳しくて論文が掲載されるのが非常に難しい学術誌でも、掲載された論文の結果が後から再現できない、っていうことが問題になっていて、「再現性の危機」なんていわれてるんだ。結果が再現できなかったら、いくらすばらしい結果のようにみ

えても、怪しいもんだからね。「再現性の危機」は、多くは「ねつ造Fabrication」、「改ざん Falsification」、「盗用 Plagiarism」といった研究不正が原因とされているんだけど、さっき話した5%水準で有意になると査読者がいい結果だと判断してしまったり、統計手法の誤解や誤用によって論文が掲載されてしまうことも、結果が再現できないことの原因のひとつだっていわれてるんだよ。

やっぱりみんな統計でごまかしてるんじゃない、ぎゃはは。

（無視して）さてみなさん、こんな状況を考えてみてください。みなさんはあたらしい医薬品の開発をしていて、いま医薬品の候補が1万個あるとします。しかしそのうち、ほんとうに効果がある医薬品の候補は10%の1,000個だけで、あとの9,000個はまったく効果がありません。この1万個の候補について、候補とプラセボをランダムに割り付ける臨床試験を行って治療効果を調べることにします。「医薬品の候補とプラセボで効果に差はない」という仮説検定のアルファレベルは慣例に従って両側5%、検出力はすべて80%と標準的な設定で試験を実施すると、いわゆる「統計的に有意」な結果となるのはいくつでしょうか。

先生、検出力ってなーに?

検出力というのは「候補にほんとうに効果があるとき、統計的に有意と判断できる可能性のこと」だよ。

ふーん、ずずっ、あーイノダのコーヒーはおいしいな。先生も1杯いかがですか。

ふー、いい香りでおちつくなぁ。あれ、なんでりすりす星にイノダのコーヒーが? またなんか商売しようとしてるのか......、いやいや深入りしないでおこう。さてと、おちついたところで、では次の表をみてください。

ほんとうに効果がある候補は全体の 10% の場合

両側 5% 水準で	効果		合計
	あり	なし	
統計的に有意となる	800	225	1,025
有意にならない	200	8,775	8,975
合計	1,000	9,000	10,000

　ほんとうに効果がある 1,000 個の候補を使った試験では、検出力は 80% に設定しているので、1,000×0.8 で 800 個の候補が統計的に有意な結果となることが期待できます。一方、ほんとは効果がない 9,000 個の候補を使った試験ではアルファレベルが両側 5% なので、9,000×0.025 と 225 個の候補が統計的に有意な結果となってしまいます。

あれれ、両側 5% だと 9,000×0.05 で 450 だから、450 個の候補が有意になるんじゃないの? まただまされるとこだったよ。

だましてないよ、まったく人聞きの悪い、いやりす聞きかな。確かにしまりすくんがいうように 450 試験で統計的に有意な結果となるんだけど、450 試験のうち半分はプラセボのほうが候補よりも効果があった、という結果になるので、医薬品の候補のほうが効果ありという結果になるのはもう半分の 225 個なんだよ。それじゃあ、この 1 万回のランダム化臨床試験を行って両側 5% 水準で統計的に有意となった 1,025 試験の結果がどのくらい再現できるかは、どうやって調べたらいいですか?

うーんと、うーんと、結果が再現できるかどうかをしりたいんだから……。そうだ、有意となった 1,025 個の候補について、もう一回おなじ試験をやってみればいいのではないでしょうか。

おー、しまりすくん、今日はさえてるね。それじゃあ、有意だった 1,025 個の候補について、もう一度アルファレベル両側 5%、検出力 80% のランダム化臨床試験を行って再現性を調べると、だいたい次

のような結果となります。

	再現性を調べると…		
両側 5% 水準で	効果		合計
	あり	なし	
統計的に有意となる	640	6	646
有意にならない	160	219	379
合計	800	225	1,025

ほんとうに効果がある 800 個の候補については検出力 80%だから、800×0.8 で 640 個が有意となって、効果がない 225 個の候補はアルファレベルが両側 5%だから、225×0.025 で 5.625 となってだいたい 6 個が有意になる、ってことですね。

そうなんだ、だからほんとうに効果がある候補が 10%の場合、両側 5%水準の検定で有意となった結果が再現されるのは、646/1,025 の 63.0%しかないんだよ。あっ、「/」は「÷」のことだからね。ほんとうに効果がある候補が 5%しかなかった場合は、結果が再現されるのは 50%くらいになっちゃうんだ。

ほえー、統計的に有意な結果になったらほとんどの結果は再現できるんだと思ってたのに……、効果がある候補が 10%あっても 60%くらいしか再現できないんですね。それだったら再現性の危機なんてあたりまえなのに、なんでみんないつまでも 5%なんて基準を使ってるのかなぁ?

アメリカ統計協会のホームページにこんな投稿があったんだって。
　問: なぜこんなにたくさんの大学・大学院でアルファレベルを 5%
　　　と教えているのか?
　答: なぜならいまでも科学界や学術誌の責任編集者が 5%を採用し
　　　ているからである。
　問: なぜそんなに多くの人々がいまだにアルファレベル 5%を使っ
　　　ているのか?

答: なぜなら多くの人々が大学・大学院でそう学んだからである。

じゃあ統計の先生たちが「アルファレベルは 5%に設定する」って教えてるんじゃないの。

うーんそれも困った問題でね、大学の 1, 2 年生向けの統計教育は、ほとんどの大学で統計が専門の先生ではなくて、数学の先生や統計が専門じゃないけど研究で統計を使っている先生たちが教えていて、検定についても形式的な講義が多いみたいなんだ。だから単なる慣例のはずの「アルファレベル 5%」がずっと教えられているんじゃないかな。

さすがにこの悪循環はなんとかしないといけないのと、再現性問題の原因は統計の誤解や誤用だけじゃないんだけど、統計家の学術団体としてはとても重要な問題だよね。それで、このアメリカ統計協会、英語だと American Statistical Association なので ASA と略称されているんだけど、ASA は 2016 年に「統計的有意性と P 値に関する ASA 声明」、通称 ASA 声明を公表したんだよ。

へー、で、どんな内容なんですか?

うん、統計の専門家だったら検定や P 値の問題点についてはよくしっているので、ASA 声明についてもその序文の中で、「ASA 声明のなかに新しいことはなにもありません」と書いてあるくらいなんだけど、統計を専門としない研究者や実務家、サイエンスライターの方たちに読んでもらうための声明として公表することにしたんだ。

統計を専門としない人たちに英文で読んでもらうのは敷居が高いのと、大学での講義や実習でも使ってもらいたいので、ASA 声明の日本語訳が日本計量生物学会のホームページ、

https://www.biometrics.gr.jp/news/all/ASA.pdf

に掲載されているよ。しまりすくんは医療統計の専門になるんだから、原文で ASA 声明を読むんだよ。

まあまあ先生、そうもったいつけずに、さら〜っとでいいので内容を説明してくださいよ。

 しまりすくんはすぐ楽をしようと思って、あとでちゃんと読んどくんだよ。

 は〜い。

 ったく返事だけはいいんだから。

　ASA声明では「統計コミュニティで広く認められたコンセンサスに基づいて、専門用語を使わずに、定量的な科学研究の実施や解釈を改善するえり抜きの原則を述べる」として次の6つの原則を掲げています。

ASA 声明の 6 つの原則

1) P値はデータと特定の統計モデル（訳注: 仮説も統計モデルの要素のひとつ）が矛盾する程度をしめす指標のひとつである。
2) P値は、調べている仮説が正しい確率や、データが偶然のみでえられた確率を測るものではない。
3) 科学的な結論や、ビジネス、政策における決定は、P値がある値（訳注: 有意水準）を超えたかどうかにのみ基づくべきではない。
4) 適正な推測のためには、すべてを報告する透明性が必要である。
5) P値や統計的有意性は、効果の大きさや結果の重要性を意味しない。
6) P値は、それだけでは統計モデルや仮説に関するエビデンスの、よい指標とはならない。

　ASA声明が強調していることを、りすりす星の健康科学省が実施した、ヨクナールの調査を例に説明してみるね。しまりすくん、これはどんな研究でしたか。

ヨクナール使用とかぜ症状の回復

	5 日以内のかぜ症状の回復		
	回復	未回復	対象者数
ヨクナール	58 (72.5%)	22	80
経過観察	62 (62.0%)	38	100
合計	120	60	180

このデータは、かぜのシーズンにりすりす市内のいくつかの医療機関をかぜで受診したりすのうち、ヨクナールが使用された 80 匹と、ヨクナールは使わずに経過観察を行った 100 匹について、5 日以内にかぜ症状が回復したかどうかを調べた、いわゆる観察研究の結果でした。

そうだね、ヨクナールを使うかどうかをランダムに割り付けたランダム化試験の結果でもなければ、ヨクナールを使用したグループと経過観察だけのグループからランダムに 80 匹と 100 匹のりすを選んだ結果でもありません。検定や P 値の計算に限らず、統計解析の結果が正しいためには、ランダム化やランダムサンプリングといった、データを取るときにランダムな要素が入っている必要があります。

　それだけではなく、このヨクナールデータには、よくなった対象者が選択的にかぜ症状の回復の診察にこなかったという「選択バイアス」、かぜ症状が回復したかどうかが誤分類されているという「情報バイアス」、かぜ症状が重症なりすにヨクナールが多く使われたという「交絡によるバイアス」が入っている可能性があります。統計解析の結果が正しいためには、こういったバイアスの影響が小さくないといけません。

そんなことはみんなしってるから、あきちゃうかもねー、ぷー。

あ、まずい、もうあきてしっぽの毛づくろいしてる。えへん、こういった、

　• データを取るときにランダムな要素が入っている

・さまざまなバイアスの影響は無視できるほど小さい

のように、統計解析の結果が正しいために必要な条件のことを、解析
の背後にある必要な仮定なので「背後仮定」といいます。統計の教
科書では、この２つの背後仮定は当然みたしていることが大前提と
なっていて、データが正規分布しているとか、使用した統計モデル
は正しい、といった背後仮定しか書かれていないんだけど、医療の
領域ではランダム化臨床試験ででもない限り、データを取るときに
ランダムな要素なんか入ってないし、バイアスだって影響が大きい
か小さいか程度の問題で、かならず入ってるから注意が必要なんだ。

　ASA声明ではさらに、臨床試験だったらランダムに割り付けられ
た治療をみんな守ってくれている、臨床試験でなくても追跡や測定
はきちんと実施されている、事前に定めた解析計画通りの解析を実
施している、といった、

　・研究計画を順守している

それから、P値が小さい結果だけとか、自分に都合のいい結果ばか
り選んで報告してしまうと、結果の正しい解釈ができなくなってし
まうので、

　・すべての解析結果が報告されている

こういったこともすべて統計解析の結果が正しいために必要な背後
仮定なんだといっています。ですので、P値は検定する仮説とデー
タが矛盾している程度だけをしめしているのではなく、これらの背
後仮定のどれかが誤っていた結果なのかもしれないんです。

　さっき１万個の医薬品の候補で再現性を調べた結果は、背後仮定
がすべて正しい理想的なランダム臨床試験を想定していて、それで
も再現割合が60％くらいだったから、背後仮定をみたしていない研
究だったら再現割合はもっとずっと低くなるはずで、まさに再現性
の危機なわけ。

ひゃー、そしたら背後仮定のどれが間違ってるかなんて、どうやっ

たらわかるのかな？

ランダム割り付けやランダムサンプリングを行っていない研究だっ
たら、観察研究のほとんどはこのタイプだと思うけど、あきらかに
背後仮定のひとつは正しくないよね。すべての背後仮定が正しい、
なんてことはまずないんだけど、じゃあどの背後仮定が間違ってい
るのか、なんてことはデータからはなかなかわからないんだ。

それじゃあ、検定や統計解析の結果って、どう解釈したらいいの？
難しい方法で解析したら確実な結果になってるんじゃないの？

研究には偶然の誤差やバイアスといったいろんな不確実さがつきも
のだけど、統計解析をすれば不確実さをとりのぞいてくれて、得ら
れた結果は確実な結果だ、というのもよくある誤解なんだなぁ。統
計解析はね、不確実さをとりのぞくんじゃなくて、不確実さの程度
がどのくらいなのかをあきらかにするだけなんだ。
　でもね、数理統計学者のラオ先生が、
　C. R. ラオ（藤越康祝・柳井晴夫・田栗正章（訳））. 統計学とは
　　何か：偶然を生かす. pp.80–84, 筑摩書房, 2010.
で次のようにいっています。わたしたちは不確実な知識のもとでい
ろんなことを判断しないといけないので、その判断には間違いはか
ならずあるんだけど、その間違いがどのくらいの割合で起こるのか、
不確実さの程度だよね、それを知ることが重要で、

$$\boxed{\begin{array}{c}\text{不確実な}\\\text{知識}\end{array}} + \boxed{\begin{array}{c}\text{不確実さの程度}\\\text{についての知識}\end{array}} = \boxed{\begin{array}{c}\text{利用できる}\\\text{知識}\end{array}}$$

と、不確実な知識のままではなく、それに不確実さの程度に関する
知識を加えることで、ようやく利用できる知識になるんだよ。

ふむふむ、メモしておこーっと。

だからP値が小さいからといって「仮説が棄却されました」とか、

反対に P 値が大きいから「効果や関連はありませんでした」って強い結論をするのではなく、効果や関連の大きさをあらわす指標と一緒に研究の精度をしめす信頼区間を報告して、それだけじゃなく、どの背後仮定が間違っている可能性が高いか、論文の考察や研究の限界のところでまとめておく必要があるよね。

信頼区間って、95％信頼区間のこと?

うん、95％信頼区間がよく使われているけど、これって結局アルファレベル両側 5％を使ってることとおなじだからね。

チュー、もうなにがなんだかわからなくなりました。なんで 95％信頼区間がアルファレベル両側 5％とおなじなのかなあ?

さっきのヨクナールデータで回復割合の差を考えてみようか。検定する仮説は「ヨクナールはかぜ症状の回復に効果がない」、つまり「回復割合の差はゼロ」というゼロ仮説ばかりがとり上げられてるけど、検定する仮説はゼロ仮説じゃなくてもよかったよね。たとえば「ヨクナールグループは経過観察グループよりもかぜ症状からの回復が 20％多い」、なんていう仮説も検定できて、この「回復割合の差は20％」という仮説の P 値は 17.2％になります。しまりすくん、「ヨクナールはかぜ症状の回復に効果はない」というゼロ仮説の P 値はいくつでしたか?

シーマ、『ヨクナールデータのゼロ仮説の P 値を教えて』。

「回復割合の差はゼロ」という仮説の P 値は 13.8％です。

わっ、な、なんだ。

いやだなあ、医療統計センターの AI ですよ。

こういう技術は進んでるんだよなぁ……。えーっと、P 値は仮説と

データが矛盾する程度をしめす指標のひとつだよね。そうすると、「回復割合はゼロ」という仮説と「回復割合の差は 20%」という仮説のどっちがデータとの矛盾の程度が小さいですか？

えーと、13.8% と 17.2% だから、あれれ、どっちが矛盾する程度が小さいんだっけ？

しまりすくんがとまどうのも無理ないんだ。仮説とデータが矛盾する程度が大きいと P 値は小さくなって、矛盾する程度が小さいと P 値は大きくなるから、矛盾する程度と P 値の大きさが逆転していて、これも P 値のわかりにくところなんだよね。

ということは、P 値の大きい 17.2% のほうが矛盾する程度が小さいんだから、えーと、「回復割合の差は 20%」という仮説のほうが「回復割合の差はゼロ」よりもデータと矛盾してない、ってことか。あれ、じゃあゼロ仮説の P 値が 13.8% だからって「ヨクナールはかぜ症状からの回復に効果はありません」なんていえないじゃない。

そうなんだよ、だから解析結果を報告するときには、検定の結果だったら「統計的に有意」とか「有意ではなかった」じゃなくて、どんな仮説を調べたのかと P 値はそのまま「『回復割合の差はゼロ』という仮説の P 値は 13.8% でした」のように報告したほうがいいし、いまでは「効果や関連はない」というゼロ仮説の P 値だけじゃなく、意義があると考える効果や関連の大きさ、たとえば「『回復割合の差は 20%』という仮説の P 値は 17.2% でした」も報告することが推奨されているんだ。

ゼロ仮説の P 値は統計ソフトで計算できますけど、「回復割合の差は 20%」なんていう仮説の P 値はどー計算したらいの？

うん、困ったことに統計ソフトではゼロ仮説の P 値しか計算してく

れないんだけど、サンプルサイズが大きいとき、

$$\frac{\text{推定値} - \text{仮説で設定した値}}{\text{標準誤差}}$$

を計算すれば、この値が近似的に標準正規分布することから計算できるんだよ。ヨクナールデータだったら、回復割合の差の推定値は10.5%でしょ。「回復割合の差は20%」という仮説の場合、「仮説で設定した値」を20%とすればいいよね。

標準誤差はどうすればいいんですか?

割合の差とか比などの効果の指標の標準誤差は疫学や統計学の教科書に出ているから、それを使って計算すると、ヨクナールデータの回復割合の差の標準誤差は0.0696となるんだ。だから、

$$\frac{0.105 - 0.2}{0.0696} = -1.365$$

となって……。

シーマ、『標準正規分布で −1.365 より小さくなる確率は?』。

片側 P 値は 8.6%です。

べ、便利なもんだね。両側 P 値は片側 P 値を 2 倍すればいいので17.2%、っていうわけさ。それから効果の指標の推定精度をしめす信頼区間も報告しないとね。しまりすくん、ヨクナールデータの、たとえば95%信頼区間はどうなりますか?

シーマ、『統計ソフトを起動して回復割合の差の信頼区間を計算して』。

マイナス 3%から24%です。

この結果だったら、「回復割合の差の推定値は10.5%と中程度の関連があり、95%信頼区間はマイナス 3%と小さな負の関連から、24%とやや大きな関連の範囲だった」なんて報告するといいかもね。それ

からさっき話したように、なにも 95％信頼区間を報告すると決まっているわけではないので、研究全体の精度をグラフにしてあらわすことも勧められているんだ。

研究全体の精度ですか? どうやってグラフにすればいいの?

回復割合の差は最小がマイナス 100％、最大が 100％の範囲となるから、さっきの式で「回復割合の差はマイナス 100％」という仮説から回復割合の差を少しずつ大きくしていって、「回復割合の差は 100％」という仮説まで動かした場合の P 値が計算できるよね。横軸に仮説で設定した回復割合の差、縦軸に両側 P をプロットしてごらんよ。

聞いてましたねシーマ、『プロットして』。

おもしろいな、シーマ、『グラフに 80％信頼区間と 95％信頼区間を追加して』。

プロットしました。

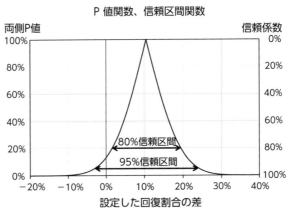

グラフにちょっと追加しといたけど、このグラフのことを「P 値関数」とか「信頼区間関数」といいます。

P値をプロットしたんだからP値関数はわかるけど、なんで信頼区間がでてくるの?

それでシーマに少し追加してもらったんだけど、このグラフを横方向に見て、両側P値が5%より大きくなる回復割合の差の範囲が95%信頼区間になるし、両側P値が20%より大きくなる回復割合の差の範囲が80%信頼区間になるから、P値関数とも信頼区間関数とも呼ばれてるんだ。このグラフをみれば研究全体の精度がわかるってわけさ。

これで完璧ですな、いやーわれながらセンスの良さにいやになっちゃうな。

しまりすくんはなんにもしてないんだからね、まったく。さっき、P値は仮説とデータが矛盾する程度をしめす指標のひとつなんだけど、矛盾する程度が大きいとP値は小さくなるし、反対に矛盾する程度が小さいとP値は大きくなって、矛盾する程度とP値の大きさが逆転していてわかりにくいんだって話をしたよね。このことを解決するためにS値を使うことも提案されているんだ。

S値?

表がでるか裏がでるかが五分五分の、公平なコインを投げることを考えてみてよ。なん回も続けて表がでる確率はいくつになりますか?

えーとえーと、1回表がでる確率が0.5だから、2回続けて表がでるのは0.5×0.5だから0.25ですね。3回続けて表がでるのは、0.5×0.5×0.5……。

ずーっと0.5を掛けてるとたいへんだから、指数表示を使うといいよ。0.5×0.5×0.5は0.5の3乗で0.5^3でしょう。

はやく言ってくださいよ、シーマ、『10回続けて表がでる確率まで

計算して』。

表が 1 回でる確率	$0.5^1 = 0.5$
2 回続けて表がでる確率	$0.5^2 = 0.25$
3 回続けて表がでる確率	$0.5^3 = 0.125$
4 回続けて表がでる確率	$0.5^4 = 0.0625$
5 回続けて表がでる確率	$0.5^5 = 0.03125$
6 回続けて表がでる確率	$0.5^6 = 0.015625$
	$\vdots$
10 回続けて表がでる確率	$0.5^{10} = 0.0009765625$

ふー、計算しましたけど、だからなんなの?

しまりすくんは公平なコインだったら、なん回くらい続けて表がでたら、「ひゃー、めずらしいことが起きた」ってびっくりするかな?

そうですな、公平なコインだったら 6 回くらい続けて表がでたらびっくりするかもしれませんね。

公平なコインを投げて続けて表がでた回数をびっくり度の指標とすることします。びっくりするは英語で surprise なので、その頭文字をとって S 値といって、ビットという単位で表します。いつもかならず起きることは、起きる確率が 1 ということだけど、かならず起きるんだから起きたからって誰もびっくりしないよね。なので、びっくり度でいうとゼロになります。反対にめったに起きないことって、起きる確率が小さいことなので、起きたらかなりびっくりするからびっくり度は大きくなるはずです。このびっくり度のことを専門用語で「情報量」っていうんだ。S 値も情報量のひとつで Shannon 情報量っていうんだよ。

それと P 値となにか関係があるの?

うん、このことを反対に利用して、たとえば検定の結果両側 P 値が

0.015625 だったら、S 値は 6 ビットで、その検定結果のびっくり度は「公平なコインを投げたら続けて 6 回表がでた」という結果とおなじびっくり度だって解釈するんだ。

おー、そうすると仮説とデータの矛盾する程度が大きくなると、S 値も大きくなってわかりやすいですね。

そうなんだよ。それじゃあ両側 P 値が 5％ の場合、S 値はいくつになるかな?

えーと、0.5 の S 乗が P 値となるので、

$$P = 0.5^S$$

となる S を計算すればいいですね。ということは、両辺の対数 log をとると $\log P = S \log 0.5$ ですから、

$$S = \frac{\log P}{\log 0.5}$$

で計算できて、P に 0.05 を代入すると、S 値は 4.3 になりました。

おーすばらしい、両側 P 値が 5％ だったら S 値は 4.3 ビットなんだけど、1 ビットよりも小さい違いくらいじゃあんまりびっくりしないから、1 ビット以下は切り捨てて考えてもいいので、5％ って「公平なコインを投げたら 4 回続けて表がでた」とおなじくらいのびっくり度だよね。4 ビットくらいだったら、みんなそんなにびっくりするような結果じゃないんじゃないかな。この S 値も P 値とおなじようにグラフにすることで、研究全体のびっくり度をしめすこともできます。

えーっと、シーマ、『P 値を S 値にしてプロットして』。

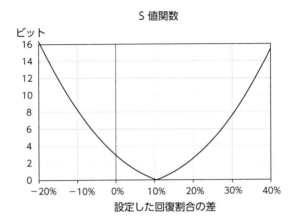

S 値関数

設定した回復割合の差

 どうだい、こっちのほうがわかりやすくないかい?

 先生がそういうならそうかもね。

 見慣れてないからよくわからないんだ……。ただね、P 値関数にしても S 値関数にしても、ランダムサンプリングやランダム化した研究の偶然の誤差による不確実さの程度をしめしているだけで、背後仮定をみたしていない不確実さは考慮していないんだ。

 P 値や解析結果は背後仮定も含めて解釈することが重要なんですね。

 そうなんだよ。よーし、それじゃあ今日は最初の講義だから、はりきってしないとね。

 あれっ、健康科学省から呼び出しだ。困ったな先生の講義なのに、「緊急事態発生のためすぐきてください」、だって。先生には悪いけど行かなくちゃ。さいならー。

 あれっ、しまりすくん、どこ行くの、TA だろ。

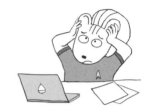

研 究 不 正

　研究不正にもいろんな種類があるんですね。「ねつ造 Fabrication」、「改ざん Falsification」、「盗用 Plagiarism」の頭文字をとって FFP っていうんだ。日本の文部科学省による「研究活動における不正行為への対応等に関するガイドライン（平成 26 年 8 月 26 日文部科学大臣決定）」では、

　捏　造　存在しないデータ、研究結果等を作成すること。

　改ざん　研究資料・機器・過程を変更する操作を行い、データ、研究活動によって得られた結果等を真正でないものに加工すること。

　盗　用　他の研究者のアイディア、分析・解析方法、データ、研究結果、論文又は用語を当該研究者の了解又は適切な表示なく流用すること。

と定義されています。

https://www.mext.go.jp/a_menu/jinzai/fusei/index.htm

　このほかにも、「疑わしい研究行為（Questionable Research Practice, QRP）」というのがあるんですな。統計に関係している QRP だと、統計的に有意な結果とするためにありとあらゆることをする「P 値ハッキング（p-hacking）」、統計的に有意な結果だけ、あるいは反対に有意ではない結果だけを自分の都合のいいように報告する「選択的報告（selective reporting）」、有意になった結果をみてあとから考えた仮説を研究の前から考えていた仮説のように主張する「HARKing (Hypothesizing After the Results are Known)」などがあるそうです。これじゃ世の中みんな重症の有意症患者ですな。

　日本でも「ディオバン事件」という高血圧のくすりの臨床試験で研究不正があり、著名な医学の学術誌に掲載された複数の論文が掲載を取り消されたり、

データのねつ造までみつかったりしたそうです。ふーん、ディオバンを販売している製薬会社の社員が統計の専門家と偽って試験に関わっていたんだ。この事件を受けて日本計量生物学会が 2013 年に、「臨床研究に関する日本計量生物学会声明」を公表しました。

https://www.biometrics.gr.jp/news/all/seimei_20131126.pdf

ふむふむ、「『適切な資格と経験を併せ持つ生物統計専門家』は、単に臨床試験の統計業務に長けているのではなく、臨床試験そのものに関する専門家でもあり、このような専門家が参加していない臨床試験には科学的に問題があるものが多い。」ですって。ほんとにそうですね。

製薬メーカーが行う新医薬品の承認申請のための臨床試験には、「医薬品、医療機器等の品質、有効性及び安全性の確保等に関する法律」があって法的な規制を受けています。一方、ディオバン事件のように研究者が実施する臨床試験には、「疫学研究に関する倫理指針」と「臨床研究に関する倫理指針」を統合した「人を対象とする医学系研究に関する倫理指針」があったのですが、さらに「ヒトゲノム・遺伝子解析研究に関する倫理指針」も統合されて、2021 年から「人を対象とする生命科学・医学系研究に関する倫理指針」になっています。ただ、こういった倫理指針はあくまでも指針で法的な拘束力はありません。このためディオバン事件が契機となって、2017 年には臨床研究法が施行されていますね。

http://www.mhlw.go.jp/stf/seisakunitsuite/bunya/0000163417.html

臨床研究法では、製薬企業から資金提供を受ける臨床試験や、日本では承認されていない医薬品等を使用する試験、承認されていても適用外使用となる試験のことを「特定臨床研究」といって、特定臨床研究の実施には厳しい規制がかかることになりました。これは法律なので罰則規定があり、この法律に違反した場合は 50 万円以下の罰金となるようです。りすりす星でもりすを対象とした臨床研究を規制する法律を作らないといけないですね。

● 　　● 　　●

日本計量生物学会では「統計家の行動基準」というのも作成しているんですね。

https://www.biometrics.gr.jp/news/all/standard_20150310.pdf

研究不正が発覚すると不正をしないようルールをどんどん厳しくしがちなんですが、「統計家の行動基準」はそういうものではなくて、自らがどう行動したらいいのかを考えるよりどころとする基準なんだそうです。どれどれ、統計家の使命は「統計を用いた業務や研究を通じて、人々の健康や安全、福利の維持・増進、環境の保全、社会・経済の発展に貢献すること」ですか。そして、守るべき価値が3つあって、「生命や尊厳、それをとりまく環境を尊重する」「責任と能力を持つ」「誠実に行動する」ですね。ぼくは立派にやってますよ。そして行動基準は、

1) プロフェッショナリズムを有する

2) 業務を適正に行う

3) 他者への責任と役割を明確にする

4) 業務や成果を公開・説明する

5) リスクを評価し、予防する

6) 情報を適切に扱う

7) 法やガイドラインを遵守する

8) 人権を尊重する

9) 不正行為を予防する

10) 利益相反による弊害を防ぐ

ですか。ぼくも医療統計の専門家となるからには、この「統計家の行動基準」をよく読んどかなくちゃ。それと利益相反には注意しないとね。

● ● ●

ASA声明の3年後の2019年には『ネイチャー』という雑誌に「Retire Statistical Significance」というコメントが掲載されていますね。

Amrhein V, Greenland S, McShane B. Scientists rise up against statistical significance. *Nature* 2019; **567**: 305–307.

https://doi.org/10.1038/d41586-019-00857-9

「統計的に有意を引退させよう」ですか。このコメントに賛同した854名の

研究者のリストも掲載されているんだ。おなじ年に ASA が発行している *The American Statistician* という雑誌の特集号の論説「*p*<0.05 の向こうの世界に行こう」

Wasserstein RL, Schirm AL, Lazar NA. Editorial: Moving to a world beyond "*p*<0.05". *The American Statistician* 2019; **73**, S1: 1–19. https://doi.org/10.1080/00031305.2019.1583913

の中でも「Don't say "statistically significant."」といってます。こっちは「統計的に有意は使用禁止」ですね。これくらいやらないと有意症は治らないんでしょうね。やっかいな病気ですな。この論説では、じゃあどうしたらいいか、っていうと、解析結果の解釈には、次の ATOM の原則を提案しています。

・不確実さを受け入れる（**A**ccept uncertainty）

統計解析は不確実さをとりのぞくのではなく、不確実さの程度をあきらかにするだけなので、ひとつの研究だけの結果は不確実なものです。先生は「再現性の危機」といっていましたが、だから再現研究が大事なんですね。

・思慮深く（be **T**houghtful）

ほんらい探索的な研究なのに、結果が「統計的に有意」だから検証されたと報告しがちなんですが、探索的な研究と検証的な研究はきちんと区別しないといけないですし、推定された指標の実質的な意味はどうなっているか、背後仮定はどのくらい妥当なのか、も考察しないといけないですね。

・透明性を確保する（be **O**pen）

臨床試験では試験計画を事前に公的なウェブサイトに登録しておかないと、論文を出版することができなくなっています。観察研究ではまだそこまではいっていませんが、行った解析はすべて記述して、P 値やほかのどんな指標の大きさに関わらずすべて報告しないと、結果の選択的報告となりバイアスが入ってしまいますね。

・謙虚になろう（be **M**odest）

真の統計モデルなんてわかりませんし、統計解析の手法には限界がつきものです。最近では論文が出版されると大学や研究機関からプレスリリースが出されるようになりましたが、論文ではいってないような強い結論が得られたかの

ようなプレスリリースもあるようです。論文の要旨やプレスリリースを盛って
しまわないようにしないといけないですね。

　まずはしまりすくんから謙虚にならないとですって、いやだなあぼくは謙虚
だからだいじょうぶですよ、ははは。

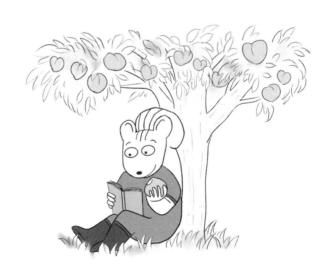

第 2 話

医療統計家は誠実であることが
重要なんですね

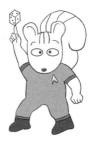

はー、りすりす星での最初の医療統計学講義が終わってほっと一息、というところかな。りすちゃんたちだけじゃなく、ほかの星からもいろんな動物が勉強に来ているし。質問もたくさん出て、みんな熱心なので講義のしがいがあるなあ。今日はおいしいお酒が飲めそうだよ。

先生、先生、た、たいへんです。

あっ、しまりすくん、どこ行ってたんだい。TA なのに授業にいなかったらだめじゃないの。

だから授業どころじゃなかったんですよ。健康科学省から緊急連絡があって。ヨクナールの副作用かもしれないって。

ヨクナール? 副作用?

ぼくが行った臨床試験で、りすりす星でもいい成績だったのでヨクナールが承認されたんですよ。

あ〜あ、しまりすくんの利益相反はだいじょぶなのかな。それで副作用って、どんな副作用が出たの?

けんかだそうです。

けんかが副作用?

あ、詳しく言うと、前の日にあったちょっといやなことを思い出して、口論になったっていう報告が 3 件あったみたいです。りすっていやなことがあっても忘れっぽいからすぐ忘れて、争いごとなんかなかったんですけど、もの覚えがよくなっちゃったんですかね。こんなことりすりす星始まって以来だそうですよ。

はー、りすりす星は平和でいいんだけどねぇ。だけどしまりすくん、それは副作用じゃなくて有害事象じゃないの?

は? 有害事象、なんですかそれ、副作用とどう違うの?

副作用というのはね、通常の投与量の範囲内で投与された医薬品に対するあらゆる有害で意図しない反応のことで、医薬品と有害事象との間の因果関係について、少なくとも合理的な可能性があり、因果関係を否定できない反応のことなんだ。

ひゃー、ややこしいですな。じゃあ有害事象って、なんのこと?

有害事象は、医薬品を投与された方に生じた、あらゆる好ましくない医療上のできごとのことで因果関係は問いません。くすりの副作用のようにみえても最初に報告があったときには、まだほんとにそのくすりと因果関係のある副作用なのかどうかはわからないよね。だからまず有害事象に関する報告を集めて、くすりを飲んでいなくてもたまたま起こった有害事象なのか、それともそれがほんとにくすりと因果関係のある副作用なのか、を調べないといけないんだよ。臨床試験では、医薬品の候補で起きた有害事象と、コントロールのくすりやプラセボで起きた有害事象の頻度を比較できるから、単なる有害事象なのかそれともほんとに副作用なのかが……。

なーるほど、じゃありすりす星で実施したヨクナールの臨床試験の有害事象をもう一度洗いなおしてと……。

いやいやまだ話の途中だから。臨床試験の参加者数は有効性を検証することを目的に計算しているから、しまりすくんのヨクナール試験だって参加者は 320 名だったでしょう。1,000 人に 1 人とか 1 万人に 1 人といった発生頻度の小さい重い有害事象については十分な情報が集められる人数にはなってないんだよ。だから安全性については、臨床試験の参加者数の限られた情報の範囲ではおおきな問題はありませんでした、ということがいえるだけで、厚生労働省が、あ、ここでは健康科学省か、健康科学省が承認した医薬品だから安

全性が保証されている、というわけではないんだよ。

ほひー、承認されたくすりが安全かどうかわからないなんて、それじゃあ使う患者さんは困っちゃうんじゃないの?

臨床試験といっても万能じゃないんだよ。数千名が参加する大規模臨床試験だって、1万人にひとりの重い副作用はわからないからね。だからね、医薬品が市販されたあとも製薬企業は安全性に関する情報を継続的に集めて、適切な安全対策を取ることが地球では法律で決められているんだ。市販されると臨床試験とは比較にならないくらいのたくさんの患者さんに使われるし、臨床試験には参加していなかった高齢者とか子供とか、妊婦さんにも使われるしね。こういった医薬品の安全性については、

佐藤俊哉・山口拓洋・石黒智恵子（編）. これからの薬剤疫学：リアルワールドデータからエビデンスを創る. 朝倉書店, 2021.
で勉強しとくように。

はーい。あ、そうだ、地球では病気が多くて医薬品をばんばん使っているから、副作用もばんばんでてますよね。社会的に大きな問題となった副作用とかもあるんじゃないの?

うん、単なる副作用じゃなくて「薬害」と呼ばれる事件がいくつもあってね。そうだ、今度ゼミでサリドマイド事件をとり上げてみようかな。しまりすくん、次のゼミまでに日本医事新報に掲載された杉山論文、

杉山博. いわゆるサリドマイド問題に関する統計的考察. 日本医事新報 1969; **2351**: 29–34.
を読んできて、この杉山論文の概要をプレゼンするように。ゼミのみんなにも読んでおくように伝えといて。

へいへい、了解でーす。

● ● ●

 それでは本日の医療統計ゼミをはじめます。最初に先生にサリドマイド事件の概要を紹介してもらって、次にしまりすくんに杉山論文の内容をプレゼンしてもらいます。

 あれっ司会さん、いつの間にりすりす星に来たんだろう?

 しまりすくんのゼミ発表なのに、また俺が話すのか、しょうがないなあ。

　サリドマイドは地球の西ドイツ、ああそうだ、当時ドイツは西ドイツと東ドイツに分割されていたんだけど、西ドイツのグリューネンタール社が開発した催眠鎮静剤で、「コンテルガン」という名前で1957 年に販売されたんだ。目が覚めたときに頭が重かったり食欲がなくなるといった一般の催眠剤のような副作用もなく、安全で効き目もいいくすりという触れ込みで、つわり止めとして妊婦さんにも使われていたそうなんだ。

　日本では大日本製薬が独自に合成に成功して 1957 年に当時の厚生省に申請して承認され、1958 年に睡眠鎮静剤「イソミン」として売り出しました。当時の宣伝をみると、いまでは考えられないけど、

1) 副作用の心配がなく、翌朝の目ざめがさわやかです。

2) 習慣性を伴わず、どなたでも安心してお使いになれます。

3) 劇薬とちがい安全なお薬ですから、薬局で自由にお求めになれます。

4) 不安、緊張、興奮状態の鎮静剤としてもすぐれた効果があります。

なんて書いてありました。また 1960 年からはサリドマイドを配合した胃腸薬「プロバン M」も売り出しました。

　1960 年ごろから、サリドマイドを販売している国で非常にめずらしい、手足などの異常をもった子供が生まれる、という報告が相つ

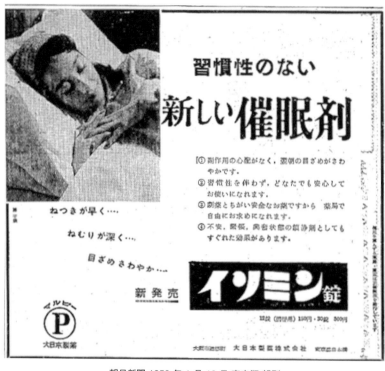

朝日新聞 1958 年 1 月 19 日 東京版 朝刊

ぎました。1961 年には西ドイツの小児科医レンツが、手足などの異常のある子供とそうでない子供の母親に、「妊娠初期にサリドマイドを服用したかどうか」を調査したところ、次の表の結果となりました。

レンツの調査結果

妊娠初期の サリドマイド服用	手足などの異常		合計
	あり	なし	
あり	90	2	92
確認できず	22	186	208
対象者数	112	188	300

　この表で「母親が妊娠初期にサリドマイドを服用した割合は、手足などの異常のある子供とない子供でおなじ」、つまり「サリドマイドと手足などの異常に関連はない」というゼロ仮説のカイ二乗検定を行うと、P 値はもうほとんどゼロとなります。この結果を受けて、レンツは 1961 年 11 月にグリューネンタール社に、「因果関係について十分な証拠が得られたとはいえないが、人道的に看過し得ない重大さを持つので、原因でないことが確実に証明されるまで、コンテルガンの販売を停止すべきである」と警告しました。このあたりの詳しいことは、数理統計学者の増山元三郎先生が編集した、

　　増山元三郎（編）. サリドマイド：科学者の証言. 東京大学出版会,
　　　　1971.

の冒頭にある、増山先生による「薬効検定について：サリドマイドを中心に」を読んでみてください。

それでは次にしまりすくんに杉山論文の内容を報告してもらいます。

しまりすです、よろしくお願いします。先生にちょうどレンツの調査結果を紹介してもらいましたので、杉山論文の中でこの調査結果について書かれているところを中心に報告します。著者の杉山博氏は大阪大学工学部で品質管理の統計学が専門の教授だったそうです。それではレンツの調査結果をみてください。

　まずこの表のサリドマイド服用を「確認できず」の行を横にみると、208 名中 22 名、10.6％の子供に手足などの異常があります。非常にめずらしい異常のはずなのに、サリドマイドの服用が確認できなかった母親からも 10％以上の高い割合で子供に異常がみられたのは到底納得しがたいデータだと、杉山論文では指摘しています。このような偏ったデータにカイ二乗検定を行い、P 値が小さいことから、サリドマイドの服用と異常の発現に関連ありといっても、もとのデータが怪しいので検定自体に意味がないものになってしまう、とも述べています。さらに、調査した全体の 300 名中、妊娠初期にサリ

ドマイドを服用した母親が 92 名で 30％以上となっていますが、西ド
イツで当時の妊婦のサリドマイド服用状況を調査した結果では、妊
娠初期のサリドマイドの服用割合は 1％から 3％というデータがあっ
て、母親の服用状況すらも当時の調査より 10 倍以上となっていて
正しく反映されていない調査結果でした。

　以上のことから、杉山論文では、レンツの調査は偏ったデータに
もとづくものなので、信用が置けないものであり、前向き研究のよ
うに偏りのない結果に近づけるようにデータを収集し、慎重な統計
的検討を行うほか方法はない、と結論していて、ぼくもその通りだ
なと思いました。

しまりすくん、そんなまとめでいいんですか?

日本医事新報に掲載された論文だし、大阪大学の品質管理の教授が
いってるんだから、正しいに決まってるじゃないの、ねぇ先生?

もう定年で辞められたけど、長崎大学の柴田義貞先生が、長崎大学
の医学部 4 年生にこの杉山論文を読ませて、2 週間かけて論評をレ
ポートさせたことが、日本計量生物学会のニュースレター第 103 号
(https://www.biometrics.gr.jp/newsletter/all/kaiho103.pdf) に紹介され
ていてね。レポートを提出した 79 名中、杉山論文に全面的に賛成
したのは 60 名で 76％、疑問を感じながらも結局は著者と同意見と
なったのが 8 名で 10％だったんだ。

むふー、90％近くの学生さんがぼくと一緒の結論に到達するなんて、
長崎大学の医学部生もセンスがいいですね。

でも先生、この調査ってケース・コントロール研究なのではないで
すか?

うんそうなんだよ。しまりすくんもケース・コントロール研究は勉
強したはずだよね?

まあまあ先生、りすは忘れっぽいからここで復習してもらうといい かもしれませんよ。

 しょうがないなあ。こういった疫学的な調査をするときは、大きく 分けてふたつのタイプがあります。ひとつは妊娠初期にサリドマイ ドを服用した母親と服用しなかった母親に協力をお願いして、出産 まで追跡します。そして生まれてきた子供に手足などの異常がある かどうかを調べて、サリドマイドの服用の有無で手足などの異常の 発生頻度がことなるかどうかを調べる、というタイプの研究で、疫 学ではコホート研究といいます。杉山論文で「前向き研究」といっ ているのがこのコホート研究のことですね。

　もうひとつは、レンツの調査のように、「手足などの異常がある子 供」と「手足などの異常がない子供」の母親に協力をお願いして、さ かのぼって妊娠初期にサリドマイドを服用したかどうかを母親に尋 ね、手足などの異常の有無でサリドマイドの服用状況がことなるか どうかを調べるタイプの調査です。「手足などに異常のある子供」の ことをケース、ケースに対して「異常のない子供」をコントロール としているので、このタイプの研究をケース・コントロール研究と いいます。

 ぷー、ケース・コントロール研究だからなんだっていうの。

 あ、もうあきてしっぽの毛づくろいしてる。あのね、しまりすくん、 それじゃあ今度は岩波書店の『科学』という雑誌に掲載された吉村 功先生の論文をみてみようか。

 これですね。

　吉村功. アザラシ状奇形の原因II：サリドマイド仮説の成立に関 する統計学上の争点について. 科学 1971; **41**: 285–290.

うん、吉村先生は当時名古屋大学工学部の助教授、いまでいう准教授で、吉村論文では、とある地域の全出生数を調べたとしたら、という思考実験の結果が第5表にしめされているんだけど、それを次の表に再掲します。

吉村論文での思考実験

| 妊娠初期の | 手足などの異常 | | 合計 |
サリドマイド服用	あり	なし	
あり	90	2,000	2,090
なし	22	186,000	186,022
対象者数	112	188,000	188,112

　全出生数が188,112名の地域で、母親の妊娠初期にサリドマイドを服用したかどうかを調べ、その後生まれてきた子供に手足などの異常がみられたかどうかを調べた調査結果を想定します。さっきのコホート研究のタイプですね。妊娠初期にサリドマイド服用がない186,022名では手足などの異常があったのは22名で約0.01%と、やっぱり非常にめずらしい異常だよね。妊娠初期にサリドマイドを服用したのは2,090名だから服用割合は約1%と、西ドイツでの調査結果とだいたいおなじとなっています。また妊娠初期にサリドマイドを服用した2,090名では手足などの異常があったのは90名だから約4.3%と、サリドマイドを服用しなかったグループに比べて364倍も多くなっていることがわかります。

　もしほんとうにサリドマイドが原因なら早く対策をとらないといけないので、19万人近くの妊婦を全員調査するのは時間がかかってたいへんです。だから一番関心のある手足などの異常があったケースの子供は112名全員調査して、異常がなかったコントロールの子供は188,000名からランダムに選んで調査しましょう、というのがケース・コントロール研究の考え方なんだ。それで、コントロールの子供を1,000分の1の確率でランダムに選ぶとするとどんな結果にな

りますか。

 あっ、レンツの調査結果とおなじになりますね。

 むきー、なんで司会さんが答えるの、そんなことぼくだってすぐわかりましたよ。

 もう一度レンツの調査結果をみてみようね。

レンツの調査結果

妊娠初期の	手足などの異常		合計
サリドマイド服用	あり	なし	
あり	90	2	92
確認できず	22	186	208
対象者数	112	188	300

　この調査は手足などの異常の有無別に縦に集めたデータなので、手足などの異常がないコントロールの子供を1,000分の1の確率じゃなく、500分の1や100分の1の確率で選ぶことにすると、横にたした合計もそのたびごとに変わっちゃうよね。だから杉山論文の「『確認できず』の行を横にみると、208名中22名に異常があり、めずらしい異常のはずなのに10%以上の高い割合となっているのは到底納得しがたいデータ」という批判が間違ってるのは、横にたしてはいけないのに、データを横にみたからなんだ。「調査した300名中、妊娠初期にサリドマイドを服用した母親が92名で30%以上となっているが、当時の調査では妊娠初期のサリドマイドの服用割合は1%から3%となっていて、母親の服用状況も正しく反映されていない結果」という批判もおなじく横にたしてる数字にもとづいているからどちらも間違った批判になってるんだよ。

 なーんだ、品質管理の統計が専門といっても、医療統計や疫学はしろうとで、ケース・コントロール研究もしらない人だった、という

ことですね。

おいおい、しまりすくんだって忘れてたくせに。杉山論文によるレンツの調査結果への批判は疫学や医療統計学のいろんな教科書でも触れられているんだけど、不十分な記述が多くて、先生もはじめてこのサリドマイドの話を読んだときにはしまりすくんとおなじで、『あっ、この杉山って人、統計は専門でも疫学がわかってない人なんだ』と思ったんだけどね。ところがそのあとで吉村先生から直接話を聞いたり、裁判の記録をみせてもらったりしたらとんでもないことがわかったんだ。杉山という人は大阪大学工学部に移る前は大阪市立大学医学部で働いていて、サリドマイド裁判でも、

> 被告代理人　まず医学部時代の研究テーマ、主要なものは、どういうものであったか、それをおうかがいしたいんですが。
>
> 杉山　医学部時代におきます主要な研究領域は、医学統計学並びに疫学であります。
>
> （全国サリドマイド訴訟統一原告団・サリドマイド訴訟弁護団（編）. サリドマイド裁判　第 2 編　（証言 1）. P.644, サリドマイド裁判記録刊行委員会，1976.）

なんて証言してるんだよ。

医学統計学と疫学の研究をしてたんですか?

うん、そうなんだ。また裁判の資料としても提出されていたんだけど、理論疫学研究という学術誌の第 6 号に「米国における医学統計学の最近の動向」という記事が掲載されていて、これは杉山が 1959 年 7 月に米国ミシガン大学で開催された Summer Session of Statistics in Health Science という大学院レベルの教育コースに講師の手伝いとして参加後、米国の主要な大学や研究機関を訪問した際の記録なんだ。その 10 ページには、

> 次は Retrospective study と Prospective study でありますが、こ

れは主として Cancer の研究で Cancer と factors との association-tion、例えば肺癌と喫煙との関連性を統計的に研究する場合に起る問題であります。この喫煙と肺癌との関連性を研究する問題について説明するならば、Retrospective study というのは現に living で肺癌にかかっているものをつかまえて、過去の喫煙歴を質問調査し、他方に living で free from lung cancer の対照群を同様に調べることによりこの二つの集団における喫煙者の割合を求めて比較することにより、喫煙と肺癌の関連性を追求しようとするものであります。retrospective というのは、生活習慣について現在から過去を振り返ってみることであります。

とあって、retrospective study がケース・コントロール研究、prospective study がコホート研究のことなんだけど、ケース・コントロール研究の知識も十分あったことがよくわかるよね。

 じゃあレンツの調査結果を横にみたのは、サリドマイドが原因であることをうやむやにするためだった、ということですか?

 いまとなっては真実はわからないけどね。一方の吉村先生は 1969 年 2 月 11 日の朝日新聞名古屋版の夕刊で、「西独のレンツ教授説は統計学的に間違い」という見出しの記事をみて、「これは統計学にかかわっている者として見過ごせない」と思ったそうなんだ。

 シーマ、『朝日新聞のデータベースを検索してダウンロードして』。

 1969 年 2 月 11 日、名古屋版の夕刊ですね。

朝日新聞 1969 年 2 月 11 日 名古屋版 夕刊

ゼミ室もモニターされてるんだ……。プライバシーの問題はあるけど便利といえば便利だね。

この記事ですね。ほんとだ、「西独のレンツ教授説は統計学的に間違い」って見出しに書いてありますね。この見出しには続けて「サリドマイド訴訟　大日本製薬が準備書面」って書いてあるけど、なにを準備したのかなあ。

それが日本医事新報の杉山論文だったんだよ。吉村先生はこの新聞をみて、名古屋の原告代理人の弁護士さんのところに飛び込みで行って、お手伝いします、と言ったところ杉山論文のコピーをわたされたそうなんだ。吉村先生は「押しかけ助っ人」って言ってるんだけどね。吉村先生や増山先生、それから日本の臨床試験に比較試験・二重マスク化なんかを導入された高橋晄正先生も『日本医事新報』に「杉山氏のサリドマイド論の初等推計学的な誤り」という論説を

1969 年に発表しているし、こういった先生たちの活躍がなかったら裁判もどうなっていたかわからないね。

 医療統計家は誠実であることが重要なんですね。

 先生、まだしまりすくんの「このような偏ったデータにカイ二乗検定を行い、P 値が小さいことから、サリドマイドの服用と異常の発現に関連あり、といっても、もとのデータが怪しいので検定自体に意味がないものになってしまう」という批判が残っていますが。

 チュー、ひどいよひどいよ、ぼくの批判じゃなくて杉山論文の批判でしょ。

 そうだったね。しまりすくん、レンツの調査結果でオッズ比を計算してごらんよ。

 オッズ比ですか、『宇宙怪人しまりす　医療統計を学ぶ』の 101 ページで復習して、と。オッズ比は、手足などの異常ありのサリドマイド服用オッズ 90/22 と、異常なしの服用オッズ 2/186 の比を取ったものですから、

$$\frac{90 \times 186}{2 \times 22} = 380$$

となります。

 しまりすくん、95%信頼区間も計算したほうがいいんじゃないですか?

 わわっ、賢い AI だな。

 シーマ、わかってるんなら計算してよ。

 95%信頼区間は 88 から 1653 です。

 さて、このオッズ比はどう解釈できましたか?

ごそごそ、「だから、対象者全員の人数と心疾患にならなかった人数があんまり違わない、つまり心疾患の発生頻度が小さければいいんだけど、そのときにはリスク比とオッズ比はよく似た値になるってことだね。」

また『医療統計を学ぶ』を棒読みして。

手足などの異常の発生頻度も非常にまれですからね、オッズ比の380は「妊娠初期にサリドマイドを服用した妊婦さんからは、手足などの異常を持った子供が380倍多く生まれた」って解釈できますね。

うん、さっきの吉村先生の思考実験の結果でもリスク比は、服用ありの手足などの異常の発生割合90/2,090と、服用なしの発生割合22/186,022の比だから364倍と、オッズ比とほとんどおなじになってるね。

手足などの異常があったかどうかについては間違いはまずないと思いますが、妊娠初期にサリドマイドを服用したかどうかは、正確には覚えてないかもしれないので、まちがって分類されている可能性はどうでしょう。

いいところに気がついたね。ケースの母親は『なぜ自分の子供に手足などの異常があったんだろう、自分がなにかいけないことをしたんじゃないか』って、妊娠中になにをしたか、どんなくすりをのんだか、いろいろと思い出そうと努力するだろうけど、子供になにも異常がなかった母親はおなじくすりを飲んでいても覚えていない可能性があるよね。これは「思い出しバイアス」といって有名な情報バイアスの一つなんだ。これも吉村論文に記載があるんだけど、レンツの調査は、手足などの異常についてはハンブルク大学病院など4つの病院で生まれた129名のケースをすべて調べたところ、

- サリドマイド服用が確かなケース: 90 名
- 服用が確かとはいえないケース: 22 名
- 調査がそれまでに終わっていないケース: 17 名

という結果で、コントロールは同時期にハンブルクの病院で出産した手足などの異常のない子供からランダムに 188 名選んで、

- 妊娠初期にサリドマイドを服用しなかったコントロール：186 名
- 妊娠初期に服用したが日付けが不明なコントロール：2 名

となったそうなんだ。大事なことは、医師の処方箋やサリドマイドの空箱から服用を確認していたり、ケースで服用が確かとはいえない 22 名も、ほとんどが服用したとみなせる証拠はあるんだけど、慎重を期して「確認できず」に分類したとレンツは報告していたんだ。サリドマイドの服用に誤分類があったとしてもオッズ比が小さくなるように、つまりサリドマイドの影響が小さくなるように慎重に分類していたんだね。

やっぱりぼくの解釈は正しかったんですね。

まったく違います。それにこの杉山という人、とうとう最後には「回顧的な方法では、サリドマイドと奇形発生との見かけ上相関があっても未知要因 X が原因で奇形が起こり、サリドマイド服用率が高いということも考えられる」とまで言い出す始末でね。「回顧的な方法」っていうのがケース・コントロール研究のことで、これも増山先生の『サリドマイド：科学者の証言』の最後の「サリドマイド禍に見る研究者の姿勢：阪大杉山教授の論文をめぐって」という阪大災害問題研究会との討論の中で主張しているんだ。

臨床試験のような実験研究と違って、「サリドマイドを妊娠初期に服用したかどうか」を受け身で調べる観察研究では、こういった未

知・未測定の要因の影響は否定できませんから、反論もできないのでたちが悪いですね。

それがそうでもないんだけど……、あれしまりすくん、どうしたの?

あ、また健康科学省からだ、ヨクナールの副作用の会議に行かなくちゃ。会議では「副作用ではなく有害事象というんです」って訂正しとこうっと。さいならー。

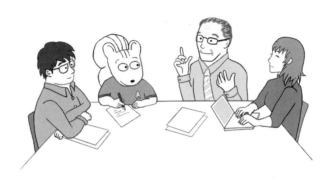

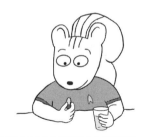

薬害とサリドマイド復活

健康科学省からの呼び出しだったのでなにかと思いましたが、ヨクナールを
飲んだ後にもの覚えがよくなった、という報告はぱたっとなくなったそうです。
どうやらヨクナールの副作用じゃなくて、単なる有害事象だったようです。あー
よかった。

サリドマイドのほかにも日本にはたくさんの薬害があったようで、1999 年に
は厚生労働省の正面玄関前に「誓いの碑」が設置されました。

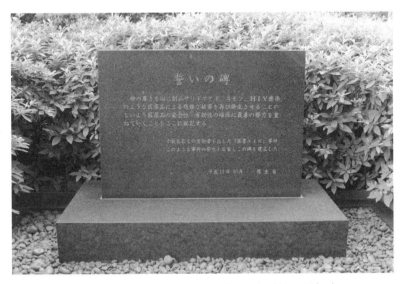

https://www.mhlw.go.jp/www1/topics/boushi/tp0822-1_15.html

この誓いの碑には、

誓いの碑
命の尊さを心に刻みサリドマイド、スモン、HIV 感染
ような医薬品による悲惨な被害を再び発生させることの
ないよう医薬品の安全性・有効性の確保に最善の努力を重
ねていくことをここに銘記する
千数百名もの感染者を出した「薬害エイズ」事件
このような事件の発生を反省しこの碑を建立した
平成 11 年 8 月　厚生省

と刻まれています。

　薬害については、厚生労働省と文部科学省が「薬害を学ぼう」という視聴覚
教材を作成していますね。

https://www.mhlw.go.jp/bunya/iyakuhin/yakugai/index.html

　サリドマイド被害者の方などの動画もあり、ウェブページにリンクも貼って
あるのでみなさんぜひ観てください。

　へーっ、サリドマイドって復活してるんだ。1965 年にハンセン病、むかしの
らい病ですね、の症状緩和に効果があることがわかって、ブラジルでサリドマ
イドの製造・販売が再開されたそうです。そうしたらブラジルで手足などに異
常のある子供が生まれ、サリドマイドの被害が起こってしまいました、痛まし
いことです。1998 年にはアメリカでサリドマイドがハンセン病に承認され、翌
年には多発性骨髄腫にも効果があることがわかり、2006 年にアメリカで多発性
骨髄腫の効能追加、2008 年には日本でも多発性骨髄腫にサリドマイドが再承
認されました。日本での承認では承認条件として胎児に影響が及ばないよう、
「サリドマイド製剤安全管理手順（Thalidomide Education and Risk Management
System)」、略して TERMS という厳格な安全管理の下で使用することが義務付
けられています。その後、サリドマイドの誘導体のレブラミド・ポマリストが
多発性骨髄腫に承認されましたが、これらのくすりにも RevMate という「レブ

ラミド・ポマリスト適正管理手順」が定められているそうです。

● ● ●

　吉村功先生は、1992 年に名古屋大学から東京理科大学に移られ、薬事・食品衛生審議会では統計担当の委員として医薬品の承認審査に関わられました。また、日米 EU 医薬品規制調和国際会議、現在では参加国が増えて「日米 EU」がなくなり医薬品規制調和国際会議となりましたが、略称 ICH の統計ガイドライン「臨床試験のための統計的原則」作成の厚生省代表を務められました。

https://www.pmda.go.jp/int-activities/int-harmony/ich/0031.html

　ぼくの先生は吉村先生をサポートする副代表だったのですが、日米 EU の委員間での議論のとりまとめがたいへんだったのもさることながら、日本国内でもさまざまな意見の違いがあり、とりまとめには苦労したようです。そのときの議論の一端は、統計数理研究所が発行している『統計数理』という学術誌の特集「ヘルスサイエンスと統計科学（1998 年第 46 巻 1 号）」（https://www.ism.ac.jp/editsec/toukei/tokeisuri-46j.html）中に 2 編の論文、

　吉村功. 検証的比較臨床試験の計画において考慮すべきこと：ICH 統計ガイ
　　ドラインの理解のために. 統計数理 1998; **46**: 81–95.

　椿広計・藤田利治・佐藤倚男.　誰がための臨床統計？：わが国で実践された
　　「患者の立場」からの臨床評価の原則と統計的方法の役割. 統計数理 1998;
　　46: 97–115.

とそれに対する著者同士の討論、「椿・藤田・佐藤論文への論評（吉村）」、「吉村論文へのコメント（椿・藤田）」、産官学からのコメント「有用性と超多施設試験の意義：椿・藤田・佐藤論文について (大橋靖雄)」、「吉村論文および椿・藤田・佐藤論文に対するコメント（山口拓洋・安藤友紀・秋田倫秀）」、「これからの新薬開発における課題（佐々木秀雄・酒井弘憲）」、および著者からの回答「拙著『検証的比較臨床試験の計画において考慮すべきこと』の補足（吉村）」、「『誰がための臨床統計? 我が国で実践された『患者の立場』からの臨床評価の原則と統計的方法の役割』へのコメントに対する意見（椿・藤田）」として掲載されています。熱のこもった討論ですね。

2002年から2008年までは、社会人向けの医薬統計コースを主宰され、現在では多くのお弟子さんたちが、大学、医薬品医療機器総合機構、製薬メーカーで活躍されています。

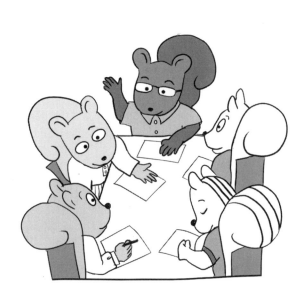

第 3 話

交絡要因をみつけるためには
裏口道が重要なんですね

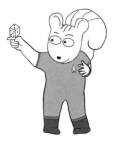

やれやれ、しまりすくんは都合が悪くなるとすぐいなくなるんだから。博士論文だってまとめなきゃいけないのに、ちゃんと研究してるのかな、ぶつぶつ。

先生、なにぶつぶついってんの。ひとりでぶつぶつ言ってるとストレスたまっちゃいますよ。イノダのコーヒーでも飲んでぱーっと陽気に行きましょうよ、ぱっーと。

やれやれ、しまりすくんのせいでストレスたまってるんだよ。

そうだ先生、この間のゼミの最後に、司会さんが「未知・未測定の要因の影響は否定できませんから、反論もできないのでたちが悪いですね」と質問したとき、先生は「それがそうでもないんだけど」となにか言いかけてましたけど、その続きを聞いてあげましょうか?

はぁー? 聞いてあげましょうかじゃないでしょう、どうしたらいいか、しまりすくんが考えるんだよ。まあちょうどいいや、交絡に関係したことだから、次回のゼミで交絡について調べてきてプレゼンするように。

またぼくがプレゼンですかぁ?

まあまあ、しまりすくんは優秀なんだから、そんなの簡単でしょう。

ふふーん、まかせといてください。

● ● ●

それでは医療統計ゼミをはじめます。しまりすくん、お願いします。

しまりすです、今日は交絡についてお話しします。第1話で使った健康科学省が実施したヨクナールデータを使って説明します。いろいろ調べたところ、最近ではグラフを使って交絡を定義するのが主流のようです。このヨクナールデータでは、かぜ症状が重症なりす

には「熱が高くて咳もひどいから経過観察だけでは心配なのでヨクナールを使ってみようか」、反対に軽症なりすには「経過観察で様子をみてみようか」、といった状況がありました。かぜ症状が重症かどうかがヨクナールを使うかどうかに影響していますし、重症の場合かぜ症状の回復も遅くなると考えられるので、

ヨクナールデータの因果グラフ

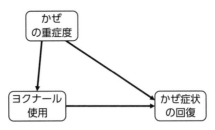

このグラフのような関係が考えられます。このように原因と考えている「ヨクナール使用」と結果である「かぜ症状の回復」の両方に影響している「かぜの重症度」のような要因がある場合を交絡といいます。

 しまりすくん、このグラフの [　　　] で囲まれているものとか、矢印にはどんな意味があるんだい?

 そんなの図をみればわかるでしょ、いちいち意味なんか説明しなくても、フィーリングですよ、フィーリング。

 それじゃあだめだよ、図の意味をちゃんと理解してからプレゼンしないと。発表者がわかってないと、聞いてる人はもっとわからないじゃない。今日のゼミはここまでにします。しまりすくんは図の意味もちゃんと調べて次回また発表するように。

 それでは今日のゼミはこれで終わりです。次回もしまりすくんの発表となります。

チュー、また怒られちゃったよ。図の意味なんかフィーリングでいいのになぁ。

● ● ●

それではゼミの時間になりました、今日もしまりすくんに発表してもらいます。

今日は図の意味についても勉強してきたからバッチリですよ。それではもう一度ヨクナールデータのグラフをみてください。グラフの中の ▢ で囲まれているのはいろいろな変数をあらわします。

ヨクナールデータの因果グラフ

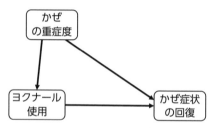

そして矢印で結ばれているとなり合った変数は、矢印の元が原因となる変数、矢印の先がその結果である変数で、矢印があるということは原因となる変数の直接的な効果が結果にあることをしめしています。たとえばこの図では、ヨクナール使用 は かぜ症状の回復 に効果があると考えていますし、かぜが重症なりすはかぜ症状の回復も遅いので かぜの重症度 は かぜ症状の回復 に効果があります。また、かぜが重症なりすにはヨクナールを飲ませて、軽症なりすは経過観察をしたことが考えられるので、かぜの重症度 は ヨクナール使用 にも効果がある、ということをあらわしています。

それから、となり合った変数を結ぶ矢印の向きにたどれる経路、

かぜの重症度 → ヨクナール使用 → かぜ症状の回復

や、矢印の反対向きにたどれるつながった経路、

$$\boxed{ヨクナール使用} \leftarrow \boxed{かぜの重症度} \rightarrow \boxed{かぜ症状の回復}$$

のことを「道」といいます。とくに、

$$\boxed{かぜの重症度} \rightarrow \boxed{ヨクナール使用} \rightarrow \boxed{かぜ症状の回復}$$

のように、矢印の向きにたどれる一方通行の道のことを因果道といいます。それから、ある変数と別な変数を結ぶ道で最初の変数に矢印が向かっている道、たとえば、

$$\boxed{ヨクナール使用} \leftarrow \boxed{かぜの重症度} \rightarrow \boxed{かぜ症状の回復}$$

では、ヨクナール使用に矢印が向かっていて、これは $\boxed{かぜ症状の回復}$ から $\boxed{ヨクナール使用}$ の裏口へ通じる道なので裏口道ということにします。

　このグラフのように、すべての変数が方向のある矢印で結ばれている、英語だと directed となりますね、そして方向のある因果道をたどっていってももとの変数に戻ってこない、これは acyclic ですね、そんなグラフのことを Directed Acyclic Graph、略して DAG といって、変数間の因果関係をあらわす因果グラフとしてつかわれています。

　というわけで、$\boxed{かぜの重症度}$ みたいな $\boxed{ヨクナール使用}$ と $\boxed{かぜ症状の回復}$ の両方に影響する第 3 の要因があるときには、$\boxed{ヨクナール使用}$ は $\boxed{かぜ症状の回復}$ にまったく効果がなかったとしても、ヨクナールを使用したグループには重症なりすが多いので、みかけ上ヨクナールを使用するとかぜ症状の回復が悪い、というマイナスの影響を与えてしまい、このことが交絡の定義となっています。

先生、ヨクナールの効果を調べたかったら、ヨクナールを飲んだりすのグループのかぜ症状回復の結果と、そのコントロールとして「ヨクナールを飲んだおなじりす全員がもしヨクナールを飲まないで経過観察だったら、かぜ症状回復の結果はどうなっていたか」、を比較しないといけないんですよね?

そうなんだよ、でも「ヨクナールを飲んだグループがもしヨクナールを飲まないで経過観察していたら」というコントロールグループはあくまでも理想のコントロールで絶対に調べられないから、その代わりにしかたなく現実のコントロールグループとして経過観察だけしたグループを調べないといけなかったんだ。

そうすると、理想のコントロールの「ヨクナールグループがもし経過観察だったら」と現実のコントロールの「経過観察グループ」のかぜ症状の回復割合が違っていたら、ヨクナールの効果は調べられないのではありませんか?

うん、残念だけどその通りで、「ヨクナールグループがもし経過観察だったら」と「経過観察グループ」のかぜ症状の回復割合がことなっていると、ヨクナールの効果は調べられなくなるので、この状況を交絡があるといって、交絡の定義になってるんだよ。この交絡の定義の大事なところは、「かぜの重症度 みたいな ヨクナール使用 と かぜ症状の回復 の両方に影響する第3の要因」のような、「両方に影響する」とか「第3の要因」は交絡の定義に必要ないってことなんだ。

チュー、「ヨクナールグループがもし経過観察だったら」なんて絶対に調べられないものが入ってる定義なんて、そんなもん役に立つはずないじゃないですか、ぷんぷん。

それがそうでもないんだな、「ヨクナールグループがもし経過観察だったら」という状況は絶対に調べられないことから、**交絡がないことはしめせない**ことがすぐわかります。ということはヨクナールデータのような観察研究では、交絡は効果の推定に大きな影響があるのか、あるいは無視してもいいくらいの影響しかないのか、といった程度の問題で、交絡はほぼ確実にあると思ったほうがいいよね。
　それだけじゃなくて、理想のコントロールも現実のコントロール

もどちらもおなじ経過観察をしているだけなのにかぜ症状の回復割合が違っているということは、もし交絡を起こしている要因があるとすると、その要因は、

- かぜ症状の回復に影響している要因

じゃないといけないよね。それからかぜ症状の回復に影響している要因があっても、ヨクナールグループと経過観察グループのどっちかに偏ってなかったらかぜ症状の回復割合がかわるはずはないから、そういう要因は

- 一方のグループに偏っている要因

であるはずです。

 なーんだ、やっぱり「両方に影響する第 3 の要因」っていう交絡の定義とおなじじゃないですか。

 いま挙げた、

- 結果に影響する要因
- 比較したいグループの一方に偏っている要因

という 2 つの条件は、さっきの「理想のコントロールと現実のコントロールで結果がことなる」という比較可能性にもとづく交絡の定義から導かれる交絡要因の必要条件なんだよ。

 ふーん、で必要条件だとなにが違うのかなー、ぷー。

 ヨクナールデータでは ヨクナール使用 と かぜ症状の回復 に影響している変数は かぜの重症度 だけしかないというシンプルな場合を考えているから、その場合はこの 2 つの条件、つまり原因と結果に「共通の要因」があることと交絡の定義はおなじなんだ。

 じゃあなんで先生は必要条件だって固執するのかなー。

 固執してるわけじゃないんだけど……。普通は かぜの重症度 だけじゃなくてもっとたくさんの変数が ヨクナール使用 と

かぜ症状の回復 に影響しているよね。 かぜの重症度 はヨクナールの効果にマイナスの影響を与えているけど、 ヨクナール使用 と かぜ症状の回復 に影響している別な変数があって、その変数がヨクナールの効果に かぜの重症度 のマイナスの影響と正反対で、ちょうどおなじ大きさのプラス影響を与えていたとしたら、両方の変数の影響がぴったり打ち消しあって、ヨクナールの効果は正しく調べられるはずです。実際にはぴったり打ち消しあうような都合のいいことは起こらないだろうけど、可能性はゼロじゃないから、この2つは交絡の定義や交絡要因の定義じゃなくって、交絡要因の必要条件なんだよ。

そういうことは早く教えてくださいよ。それじゃあこの2つの条件のどっちかをみたしていなければ、そもそも交絡要因じゃないってことですか?

うん、それからもうひとつ、原因と考えている変数と結果の間にある変数は交絡要因ではないんだ。たとえばヨクナールの主な効果として熱を下げることでかぜ症状の回復を改善しているとするとこの図のように、

中間変数がある場合

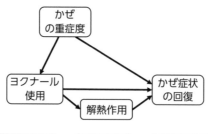

ヨクナール使用 → 解熱作用 → かぜ症状の回復

という因果道があるよね。 解熱作用 は原因と結果の間にあるので中間変数といいます。あとで説明するように交絡の影響をとりの

ぞいて正しくヨクナールの効果を調べるためには、交絡要因で調整した解析をする必要があるんだ。このグラフをみると、ヨクナールの効果というのは 解熱作用 による効果とそれ以外の かぜ症状の回復 に直接影響する作用による効果を合計したものになっているのに、解熱作用 の影響をとりのぞいてしまうとヨクナールの効果が薄まってしまうよね。だから、

・原因と結果の間にある中間変数ではない

も交絡要因の必要条件のひとつになるんだよ。

 いやー先生、これでようやく交絡のことがわかりました。それじゃあ今日のゼミはこれで終了ということで、司会さん終わりにしてください。

 ちょっとまった、せっかく DAG を調べてきたんでしょう。DAG を使えば交絡要因をみつけることができるんだけどなぁ。

 そんなことしなくても検定すればいいんですよ。

 えっ?

 だって比較したいグループの一方に偏っている要因が交絡要因の必要条件なんだから、「交絡はない」っていう仮説は、ヨクナールグループと経過観察グループで性別とか年齢とかといったいろんな特徴が偏ってない、っていう仮説とおなじでしょ。いろんな特徴に差がないかどうか検定して、P 値が小さい変数は一方のグループに偏ってるってことなんだから、そういう変数が交絡要因に決まってるじゃないですか。

 ああそういうこと。実はそうやってグループ間の特徴を比較して、「P 値が 5% 以下の変数を交絡要因として調整しました」としている臨床論文はたくさんあってね。

ほらやっぱりね、いやーぼくってセンスがよくていやになっちゃうなー。

でもその方法はやってはいけない方法だって、疫学の教科書には昔から書いてあるんだ。

えぇー、なんでですか?

だってさ、ランダム化臨床試験だったら比較したいグループは試験参加者をランダムに分けることで、さまざまな特徴がおなじになるような試験参加者全体の複製を2つ作っているわけでしょう。ということは「2グループ間で特徴が偏ってない」っていうゼロ仮説が正しいことはわかってるから、いくらP値が小さくても、それはランダム化のメカニズム通りに、起きる可能性の小さいことがたまたまほんとに起きちゃった、っていうだけだよね。疫学研究や臨床研究の論文では最初の表、表1だよね、に比較したいグループ別のさまざまな特徴をまとめていることが多いんだ。だけどランダム化臨床試験の論文では、「2グループ間で特徴に差はない」という仮説のP値には意味がないから、表1にゼロ仮説のP値は記載しないことになってるのさ。

チュー、ランダム化臨床試験ではランダム化してるから交絡の影響は小さいのでそうかもしれないけど、ヨクナールデータのように観察研究だったら検定で決めてもいいんじゃないの?

観察研究の場合は、さっき説明したように交絡は程度の問題で、ほぼ確実に起きていることをしっているので、今度は「交絡はない」っていう仮説は間違っていることをしってるし、しかも交絡要因のもうひとつの必要条件の結果に影響する要因は考慮してないからだめなんだよ。だからね、交絡要因かどうかを見分けるには、データからじゃなくって過去の研究をよく調べてから、背景にある疫学や臨

床の知識をできるだけ正しく DAG にまとめて、グラフから交絡要因をみつけるほうがいいんだよ。

 だったら早く教えてくれればいいのに、ほんとにだしおしみばかりするんだから。

 いま説明しようとしてたのに……。さっきの DAG だと単純にし過ぎなので、次の図のような関係を考えてみようか。

年齢を加えた因果グラフ

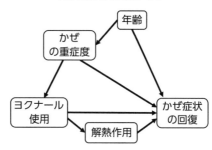

 あれ、年齢 が追加されていますね……、どして?

 高齢なりすはかぜが重症化しやすいし、かぜ症状の回復も遅そうだよね。なので、年齢 から かぜの重症度 と かぜ症状の回復 に矢印をひきました。でも高齢だからといってヨクナールを使うかどうかに影響するのではなく、ヨクナールを使うかどうかはあくまでもかぜの重症度を通して決まるはずだよね。

　このグラフから交絡があるかどうかは、ヨクナールの効果をとりのぞいた場合でもヨクナール使用とかぜ症状の回復に関連があるかどうか、つまり裏口道があるかどうかを調べればいいんだ。そのために、まずヨクナールの効果をグラフからとりのぞきます。ヨクナール使用 から出ている矢印がヨクナールの効果を意味していたよね、だから、グラフから ヨクナール使用 から出ている矢印をすべてとりのぞきます。そうすると、

ヨクナールの効果をとりのぞくと

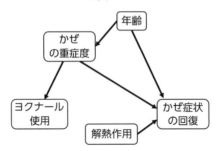

こんなグラフになります。道で結ばれている変数には関連があるので、このグラフで ヨクナール使用 と かぜ症状の回復 との間に関連があるかどうかは、裏口道があるかどうかで判断できます。しまりすくん、このグラフで ヨクナール使用 と かぜ症状の回復 にどんな裏口道がありますか?

 えーと、 ヨクナール使用 に矢印が向かっているのが裏口道だからっと……、わかった、

ヨクナール使用 ← かぜの重症度 → かぜ症状の回復

ですね。

 もうひとつあるんだけどなあ。

 ヨクナール使用 ← かぜの重症度 ← 年齢 → かぜ症状の回復
ですか。

 ひどいや司会さん、いまいおうとしてたのに……。

 その通り。それで裏口道がみつかったら、その通り道の途中にある変数が交絡要因になるので、解析ではその変数で調整しないといけないんだ。この場合は かぜの重症度 と 年齢 だよね。解析で調整するということはグラフ上ではその変数に入ってくる矢印と出て行く矢印を全部とりのぞくこととおなじなので、たとえば かぜの重症度

で調整すると、

「かぜの重症度」で調整

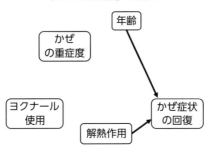

こんなグラフになります。このグラフをみるともう ヨクナール使用 と かぜ症状の回復 の間の裏口道はなくなっているので、グラフに描かれている関係が正しければ、ヨクナールの効果を調べるためには かぜの重症度 で調整するだけでよくって、年齢 は調整の必要がないことがわかります。これでわかるように交絡要因だからって、全部を調整する必要はない場合もあるんだよ。

　ヨクナールデータではこれだけですむんだけど、もっとたくさんの変数があって複雑なグラフの場合は、

　　1）原因と考えている変数から出ている矢印をすべてとりのぞく

　　2）原因と考えている変数と結果変数の間の裏口道をみつける

　　3）裏口道の通り道にある変数をグラフからとりのぞく

そしてまだ裏口道が残っていたら、2 にもどって裏口道がなくなるまでこの手順をくり返せば、調整に必要な変数がすべて見つけられる、ってわけさ。この手順は裏口テストっていうんだよ。

やれやれ、それじゃこれで今日のゼミは終わりですね。

まだ大事なことが 2 つ残ってるから終わらないよ。さっきもいったように DAG には現在までの変数の間の因果関係に関する知識がすべて描かれていないといけません。たとえば、「不摂生ばかりしていて病気になると重症化しやすく、自分でもそれがわかっているので

病気になるとすぐにくすりに頼りたがる性格」、なんていう性格がしられていたとします。こういう性格かどうかなんて調べることはなかなか難しいよね。でも調べていないから、といってグラフから省いてはいけないんだよ。いまの例だと、

未測定の変数がある場合

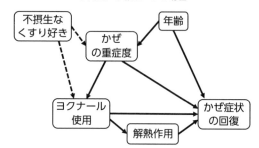

こんなグラフが描けるんだけど、不摂生なくすり好き は測定されていないので、ほかの測定されている変数と区別するために矢印を点線にしました。

あらら、これじゃあ、

ヨクナール使用 ←-- 不摂生なくすり好き --→ かぜの重症度
　　　　　　　　　　　　　　　　　　　　　　　→ かぜ症状の回復

と、

ヨクナール使用 ←-- 不摂生なくすり好き --→ かぜの重症度
　　　　　　　　　← 年齢 → かぜ症状の回復

という裏口道ができちゃいますね。

あー、いやいやしまりすくん、

ヨクナール使用 ←-- 不摂生なくすり好き --→ かぜの重症度
　　　　　　　　　← 年齢 → かぜ症状の回復

は裏口道じゃないんだよ。かぜの重症度 に 不摂生なくすり好きと 年齢 の両方から矢印が入っているよね。2つの変数から矢印が

入っていることを合流って呼ぶんだけど、合流があると道はふさがっていて通れないんだ。だからさっきの交絡要因をみつける手順の 2 つめは、

　　2）原因と考えている変数と結果変数の間のふさがってない裏口
　　　　道をみつける

としないといけないね。

じゃあ測定されてない 不摂生なくすり好き があっても、 かぜの重症度 だけで調整すればいいわけですね。

じつは合流があるときにもうひとつ注意しないといけないのは、いまみたいに合流している かぜの重症度 で調整する場合なんだ。 不摂生なくすり好き と 年齢 の間は矢印で結ばれていないから裏口道がなくて独立なんだけど……。

独立ってなーに?

2 つの変数が独立、っていうのは簡単にいうと一方の変数の値がわかっても、もうひとつの変数がいくつかはわからないことで、関連がないってことになるんだ。いまの例だと、あるりすが 不摂生なくすり好き じゃないことがわかっても、そのりすの 年齢 はまったくわからないし逆もそうだよね。だから 不摂生なくすり好き と 年齢 は独立なんだけど、 かぜの重症度 で調整してしまうと、調整するってことは重症か軽症かわかるってことだから、今度はもし かぜの重症度 が重症だってわかると、 不摂生のくすり好き じゃないりすは、『それでもこのりすは重症なんだから高齢のりすなんじゃないの』と予想できちゃうよね。だから合流がある場合は、合流先の変数で調整してしまうと合流元の 2 つの変数が部分的に関連してしまうので、関連があることがわかるように点線で結ぶことにします。因果関係ではないので矢印は使わないんだ。

合流がある「かぜの重症度」で調整すると

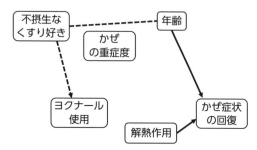

ヨクナール使用 から出ている矢印をとりのぞいて、かぜの重症度 で調整すると、こんなグラフになりました。

ありゃー、そうすると今度は かぜの重症度 で調整しても、まだ

$$\boxed{\text{ヨクナール使用}} \leftarrow \boxed{\text{不摂生なくすり好き}} \text{---} \boxed{\text{年齢}}$$
$$\rightarrow \boxed{\text{かぜ症状の回復}}$$

っていう裏口道が残っちゃうじゃない。不摂生なくすり好き も調整しないとヨクナールの効果はわからないのに、調べていないなんてだめじゃないですか。

このグラフですと 不摂生なくすり好き で調整しなくても、測定されている 年齢 で調整すれば裏口道はなくなるのではありませんか。

チュー、そんなのぼくだってすぐわかったのに……。

そうだね、だから測定していない変数があるから絶対だめ、というわけではないんだ。この例はたまたまだけど、年齢 という測定されている変数で調整することで、未測定の交絡の影響も調整できる場合もあるから、研究を計画するときには、できるだけ正確に DAG を描いて調整が必要な交絡要因をみつける必要があるね。

未測定の交絡要因があってもだいじょうぶなことがわかったから、今日のゼミはこれで終わりですね。いやー、交絡要因をみつけるた

めには裏口道が重要なんですね。それじゃ、ぼくは次の予定がある
のでさよならー。

 おいおい、まだ途中なのに……。まあ今日は疲れたからもういいか。

 それでは今日のゼミは次回に継続となります。

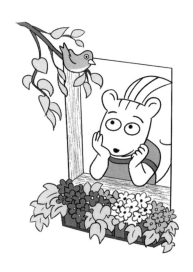

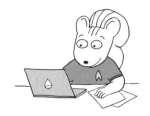

年齢調整死亡率

● ●

　死亡率の地域比較をするとき、各地域の年齢構成が違うと、高齢者が多い地域ほど死亡率が高くなりますよね。これは、

- 年齢は結果である死亡に影響する要因
- 比較する地域間で年齢構成がことなっている

と交絡要因の必要条件をみたしていて、死亡率がことなるのは地域による特徴の違いが原因なのか、年齢構成の違いが原因なのか区別できなくなっているからでした。

　年齢構成の違いをとりのぞいて地域比較をしたい場合は、「もし各地域の年齢構成がおなじだったら、どんな死亡率になるか」を計算しないといけないですよね。「各地域の年齢構成がおなじだったら」という状況は基準人口というのを決めて、「各地域の年齢構成が基準人口の年齢構成とおなじだったら」とするのですが、地球の日本では1990年から昭和60年モデル人口を基準人口にしていました。

　その前までは昭和35年人口を基準人口としていたので、そろそろ基準人口が新しくなるんじゃないかな、って先生がいってたんだけど、2020年に「平成27年（2015年）モデル人口」に改訂されました。

新しい基準人口

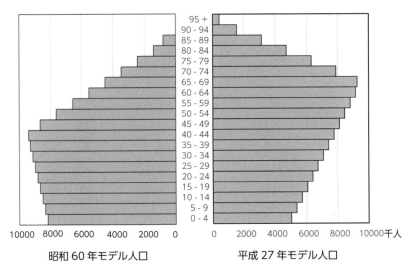

```
95 +
90 - 94
85 - 89
80 - 84
75 - 79
70 - 74
65 - 69
60 - 64
55 - 59
50 - 54
45 - 49
40 - 44
35 - 39
30 - 34
25 - 29
20 - 24
15 - 19
10 - 14
 5 - 9
 0 - 4
```

10000　8000　6000　4000　2000　　0　　0　2000　4000　6000　8000　10000千人

昭和 60 年モデル人口　　　　　　　平成 27 年モデル人口

https://www.mhlw.go.jp/stf/000020200529_1.html

　左側が昭和 60 年モデル人口で、右側が平成 27 年（2015 年）モデル人口なんですが、30 年でだいぶ高齢化が進んでいて、昭和 60 年モデル人口では一番上の年齢階級を 85 歳以上でまとめていたのに、平成 27 年モデル人口では 95 歳以上になってますね。また子供の人口が減少しているのもよくわかります。これから昔の死亡率を調べるときはどっちの基準人口を使ってるのか気をつけてください。

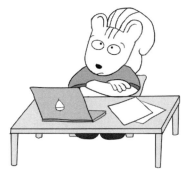

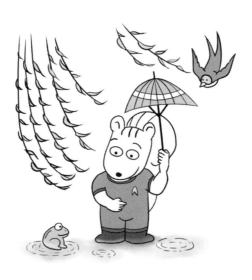

第 **4** 話

定量的な感度解析って
重要なんですね

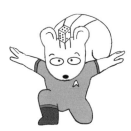

いやぁー、りすりす大学の学生さんたちはみんな優秀で講義のしがいがあるなあ、今日もおいしいお酒が飲めそうだよ。

いままで医療統計の講義がなかったんだから、だれが講義したっておもしろいんじゃないかなぁ。

せっかくいい気分だったのに、水を差すようなこというなよ、まったく。

先生、それよりこの間のゼミで DAG を使って交絡要因をどうやってみつけるかはわかりましたけど、みつけた交絡要因は具体的にどうやって調整したらいいの?

あーそうだった、まだゼミの残りがあるんだった。じゃあしまりすくん、今度は交絡の調整方法を調べてきてプレゼンしてよ。しまりすくんの実力だったら簡単でしょう?

ふふーん、それじゃあしっかり調べてプレゼンしますよ、まかせてください。

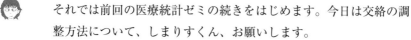

それでは前回の医療統計ゼミの続きをはじめます。今日は交絡の調整方法について、しまりすくん、お願いします。

しまりすです。それでは健康科学省が実施したヨクナールデータで、交絡を調整する方法のひとつ、層別解析を行ったので報告します。

おっ、今日は期待できそうだな。

前回のゼミで DAG を描いて、ヨクナールデータで調整が必要な交絡要因を調べたところ、

ヨクナールデータのDAG

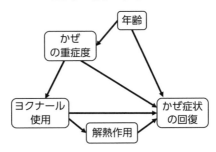

このグラフが正しい場合はかぜ症状の重症度だけで調整すればいいことがわかりました。それでは、ヨクナールデータをかぜ症状の重症度で層に分けてみます。

かぜ症状の重症度による層別

	重症りす群			軽症りす群		
	回復	未回復	合計	回復	未回復	合計
ヨクナール	40 (66.7%)	20	60	18 (90.0%)	2	20
経過観察	20 (50.0%)	20	40	42 (70.0%)	18	60

この表から、重症りす群・軽症りす群別に、回復割合の差、回復割合の比、回復割合のオッズ比と95%信頼区間を計算すると、この表の結果となりました。

重症度による層別解析

回復割合の	重症りす群		軽症りす群	
	推定値	95%信頼区間	推定値	95%信頼区間
差	16.7%	−2.9%, 36.2%	20.0%	2.5%, 37.5%
比	1.33	0.93, 1.91	1.29	1.03, 1.60
オッズ比	2.0	0.88, 4.54	3.86	0.81, 18.4

回復割合の差は重症りす群で 16.7%、軽症りす群で 20%と重症り
す群で差がやや小さい結果でした。回復割合の比はかぜ症状が重症
でも軽症でも 1.3 倍とだいたいおなじ結果でしたが、回復割合のオッ
ズ比は重症りす群では 2、軽症りす群でも 3.86 と回復割合の比とは
ぜんぜんちがう値となりましたので、適切な治療効果の指標とはなっ
ていませんでした。

　かぜ症状の重症度で調整しない結果は、回復割合の差が 10.5%、回
復割合の比が 1.17 という結果でしたが、ヨクナールグループにはか
ぜの症状が重症なりすが多かったのでヨクナールの効果が薄まる方
向にバイアスが入っていたことが考えられましたので、このように
層別解析で交絡を調整することで重症・軽症どちらの層でもよりよ
いヨクナールの効果をしめすことができました。

あらら、しまりすくん、それは層別解析じゃないよ。

またまた先生、ごじょうだんばっかり。層に分けて解析してるんだ
から層別解析に決まってるじゃないですか。

そういう誤解も多いんだけどね、しまりすくんがやったのは層別解
析じゃなくて、サブグループ解析とか部分集団解析といわれている
解析なんだよ。たとえば性別でサブグループに分けてくすりの効果
を調べたとき、男性ではすこし効いている程度だけど、女性では効
き目がすごくよくて治療効果が大きい、なんてこともあるよね。サ
ブグループ解析っていうのは交絡を調整するんじゃなくて、サブグ
ループ間で治療効果に違いがないかを調べる解析なんだよ。

えーっ、じゃあ層別解析ってなんなんですか?

層別解析でも対象者を層に分けるところまではサブグループ解析と
一緒なんだけど、サブグループ間の治療効果の違いを調べることが
目的じゃなくって、あくまでも交絡を調整して、調べたい集団全体

の効果の指標の大きさを調べることが目的なんだ。

 チュー、層別解析なんだから層に分けて解析する、って誤解するのは当たり前ですよ、ネーミングがいけないんじゃないの。

 そういわれてみればそうだね。英語の stratified analysis の直訳で層別解析と教えてきたけど、層化統合解析なんていったほうがよさそうだね。

 じゃあ先生、サブグループ解析はどんなときにするの?

 ある病気の患者集団に対して、開発中の治療の候補をランダム化臨床試験で調べる場合、「ある病気の患者集団にこの治療の候補の効果はない」というゼロ仮説を調べることが多いんだけど、この仮説のP値が小さいだけじゃなく、臨床的に意味のある治療効果が認められても、「ある病気の患者集団全体にこの治療の候補は効果がある」とはいえないんだ。

 臨床試験で効果が証明されたんだからみんなに効くはずでしょう。

 ううん、「ある病気の患者集団にこの治療の候補の効果はない」という仮説が否定されても、論理的には「ある病気の患者集団の一部にはこの治療の候補の効果がある」としかいえないんだよ。だから臨床試験の結果がでて、新しい治療法やくすりが臨床の現場で使われてからも、どんな特徴を持った患者さんにより有効なのか? とか、あるいはどんな特徴を持った患者さんに副作用がでやすいのか? といった疑問にこたえないといけないよね。そのための手がかりとしてランダム化臨床試験ではサブグループ解析が実施されることが多いんだよ。

 先生、今日のゼミは交絡の調整ですので話を元に戻して、層に分けたあと、どうやって集団全体の効果の指標を計算するのですか。

ああそうだったね、じゃあしまりすくんに計算してもらおうかな。しまりすくん、層に分けることで交絡を十分とりのぞくことができたとすると、重症りす群と軽症りす群ではどんなことがいえますか?

 えーっと、交絡の定義は「『ヨクナールグループがもし経過観察だったら』と『経過観察グループ』のかぜ症状の回復割合がことなっていると、ヨクナールの効果は正しく調べられなくなるので、この状況を交絡があるといって、交絡の定義になってるんだよ。」、なんだから……。

 層に分けることで交絡がとりのぞかれているのでしたら、重症りす群の「ヨクナールグループがもし経過観察だったら」という場合の回復割合は、重症りす群の「経過観察グループ」の回復割合で代用できる、と考えていいのではないですか。

 もう司会さんたら、いまぼくが答えようと思ったのに……。

 いいところに気がついたね。それじゃあ、「ヨクナールグループがもし経過観察だったら」という場合の回復割合を計算してみよう。しまりすくん、重症りす群と軽症りす群の「ヨクナールグループがもし経過観察だったら」という場合に期待される回復数はどうなりますか。

 シーマけい……。

 だめだめ、シーマに頼ってちゃ。自分で計算しないと、ちゃんと理解してるかどうかわからないでしょ。

ヨクナールグループがもし経過観察だったら

	重症りす群			軽症りす群		
	回復	未回復	合計	回復	未回復	合計
ヨクナール	40 (66.7%)	20	60	18 (90.0%)	2	20
ヨクナール*	30 (50.0%)	30	60	14 (70.0%)	6	20
経過観察	20 (50.0%)	20	40	42 (70.0%)	18	60

ヨクナール*: ヨクナールグループがもし経過観察だった場合

重症度による交絡をとりのぞいた結果

5 日以内のかぜ症状の回復

	回復	未回復	対象者数
ヨクナール	58 (72.5%)	22	80
ヨクナール*	44 (55.0%)	36	80

えーとえーと、重症りす群では経過観察グループの回復割合は 50%
だから、これが「ヨクナールグループがもし経過観察だったら」の
回復割合とおなじなので、ヨクナールグループの 60 匹に 0.5 をか
けて 30 匹ですね。軽症りす群では経過観察グループの回復割合は
70%で、ヨクナールグループの 20 匹にかけると 14 匹となります。

もう交絡はとりのぞかれてるから、層に分けなくてもいいので重症
りす群と軽症りす群をたすと、ヨクナールグループの回復割合とヨ
クナールグループが経過観察だった場合「ヨクナール*」の回復割合
はどうなりますか?

ヨクナールグループのもともとの回復割合は 58/80=72.5%ですよね。
で、ヨクナールグループが経過観察だった場合の合計回復数が 44 匹
だから、44/80=55%となりました。

おー、いいね。その回復割合の差 72.5% − 55% = 17.5% が、かぜ症
状の重症度による交絡をとりのぞいたヨクナールグループの回復割
合の差だし、比をとった 72.5%/55% = 1.32 が交絡をとりのぞいた
ヨクナールグループの回復割合の比になるんだ。

先生、「ヨクナールグループの」といちいち断っているのはなぜなの

ですか?

うん、いま調べているのは『ヨクナールグループでかぜ症状の回復割合が高いのはヨクナールを使用したことが原因なのか』で、治療効果を調べている対象集団は「ヨクナールグループ」なんだよね。治療効果を調べたい集団のことをターゲット集団というんだけど、ターゲット集団はほかにもいろいろ考えられるんだ。たとえば、ヨクナールグループじゃなくて、『この研究に参加したヨクナールグループ 80 匹と経過観察グループ 100 匹全体にヨクナールを使用したら、おなじ 180 匹を経過観察するよりもかぜ症状の回復割合は高くなるか』を調べたい、っていう場合もあるよね。

この調査の対象だった 180 匹のりすにヨクナールか経過観察かのランダム化臨床試験をするってこと?

おー、しまりすくん、今日はさえてるね。ターゲット集団っていうのは、ほんとうはその対象集団でランダム化臨床試験をして効果を調べたい集団、ってことなんだ。ヨクナールグループがターゲット集団の場合は、ほんとうはヨクナールグループの 80 匹に対してヨクナールを使うか経過観察か、のランダム化臨床試験をしたかった、ってことだよね。それからね、ターゲット集団が変わると交絡の定義も変わるんだよ。ターゲット集団がヨクナールグループと経過観察グループ全体の場合は交絡の定義はどうなりますか?

ヨクナールグループと経過観察グループが両方ともヨクナールを飲んだ場合と、両方とも経過観察だった場合の回復割合の比較だから、えーとうーんと……。

ちょっと整理してみようか。この表をみてごらんよ。

全体がターゲット集団の場合

全員が	回復割合		
	ヨクナール グループ	経過観察 グループ	全体
ヨクナールを使用したら	A	Ⓐ	$\dfrac{80A+100Ⓐ}{180}$
経過観察のみだったら	Ⓑ	B	$\dfrac{80Ⓑ+100B}{180}$
	80 名	100 名	180 名

　ヨクナールグループが実際にヨクナールを使用した場合の回復割合を A、実際とはことなって経過観察だった場合の回復割合を Ⓑ、経過観察グループが実際に経過観察だった場合の回復割合を B、実際とはことなってヨクナールを使用した場合の回復割合を Ⓐ とします。この表で実際に調べることができるのはどれですか。

ヨクナールグループがヨクナールを使用した場合の回復割合 A と経過観察グループが経過観察だった場合の回復割合 B じゃないの。

おー正解です。ではヨクナールグループがターゲット集団だったときに、ほんとうに比較したい回復割合はどれとどれでしたか?

えーと、ほんとに調べたいのはヨクナールグループがヨクナールを使用した場合の回復割合 A とヨクナールグループが経過観察だった場合の回復割合 Ⓑ だけど、実際に調べることができる回復割合は経過観察グループが経過観察だった場合の B だから……。あっ、だから「絶対に調べられない『ヨクナールグループがもし経過観察だったら』と『経過観察グループ』のかぜ症状の回復割合がことなっていると、ヨクナールの効果は正しく調べられなくなるので、この状況を交絡があるといって、交絡の定義になってるんだ。」なんですね、回復割合 Ⓑ と回復割合 B が違っちゃうと交絡になるんだ。やっとわかったよ、へっへーぼくってすごい。

よけいなことはいいけど、はい正解です。それではヨクナールグルー

プと経過観察グループ全体がターゲット集団の場合に比較したい回
復割合はどうなりますか。

えーと、今度はどっちもヨクナールを使用した場合の回復割合だか
ら A ＋ Ⓐ でしょ……。

しまりすくん、ヨクナールグループと経過観察グループは対象者数
がことなるので、A と Ⓐ は単純にはたせませんよ。どちらもヨク
ナールを使用した場合の回復割合は (80A ＋ 100Ⓐ)/180 です。

もう、わかってますってば。どっちもヨクナールを使用した場合の
回復割合 (80A ＋ 100Ⓐ)/180 と、どっちも経過観察だった場合の回
復割合 (80Ⓑ ＋ 100B)/180 ですね。

そうすると全体がターゲット集団の場合の交絡の定義はどうなるで
しょう。

うーんと、ヨクナールの効果を正しく調べるためには、全体にヨク
ナールを使ったときの回復割合 (80A ＋ 100Ⓐ)/180 と実際に調べら
れるヨクナールグループの回復割合 A がおなじでないといけない
から、

$$\frac{80A + 100Ⓐ}{180} = A$$

となって、これを整理すると……、A ＝ Ⓐ ですね。全体を経過観察
したときは (80Ⓑ ＋ 100B)/180 と経過観察グループの回復割合 B が
おなじでないといけないから Ⓑ ＝ B と。あ、ということは、全体が
ターゲット集団の場合は、

- ヨクナールグループの回復割合 A と経過観察グループがヨク
  ナールを使用した場合の回復割合 Ⓐ がことなる

かあるいは、

- ヨクナールグループが経過観察だった場合の回復割合 Ⓑ と経過
  観察グループの回復割合 B がことなる

のどちらかをみたしていることが交絡の定義となりまーす。

しまりすくんすごいじゃない、今日はやるねえ。

いやー実力ですよ、実力。

はぁぁ、それじゃあついでに全体がターゲット集団の場合の交絡を調整した回復割合の差と比を計算してみようか。ヨクナールグループがもし経過観察だったら、という場合の期待回復数はさっき計算したから、今度は経過観察グループがもしヨクナールを飲んだら、という場合の期待回復数を計算してみてよ。

重症りす群ではヨクナールグループの回復割合 66.7%をヨクナールグループの 40 匹にかけて 26.7 匹、軽症りす群ではヨクナールグループの回復割合 90%をヨクナールグループの 60 匹にかけて 54 匹ですね。

全体がターゲット集団の場合

	重症りす群			軽症りす群		
	回復	未回復	合計	回復	未回復	合計
ヨクナール	40 (66.7%)	20	60	18 (90.0%)	2	20
経過観察†	26.7 (66.7%)	13.3	40	54 (90.0%)	6	60
ヨクナール*	30 (50.0%)	30	60	14 (70.0%)	6	20
経過観察	20 (50.0%)	20	40	42 (70.0%)	18	60

経過観察†: 経過観察グループがもしヨクナールを使用した場合
ヨクナール*: ヨクナールグループがもし経過観察だった場合

重症度による交絡をとりのぞいた結果

	5 日以内のかぜ症状の回復		
全体が	回復	未回復	対象者数
ヨクナール	138.7 (77.0%)	41.3	180
経過観察	106 (58.9%)	74	180

うん、それじゃあ全体がヨクナールを使った場合の回復割合と全体が経過観察だった場合の回復割合はどうなりますか。

全体がヨクナールを使った場合は、ヨクナールグループで調べた回

復数 58 匹にさっき計算した経過観察グループがヨクナールを使った場合の 26.7 + 54 が 80.7 匹だから、この 2 つをたした 138.7 匹、あ、正確には 138.66… 匹なので、180 匹で割って、77.0%ですね。全体が経過観察だった場合は、経過観察グループの回復数 62 匹にヨクナールグループがターゲット集団のときに計算したヨクナールグループが経過観察だった場合の 30 + 14 の 44 匹をたした 106 匹を 180 匹で割って 58.9%になりました。

いいですね、それじゃあ全体がターゲット集団の場合の回復割合の差と比はどうなりますか。

回復割合の差は 77.0% – 58.9% ＝ 18.1%、回復割合の比は 77.0%/58.9% = 1.31 でーす。あれっ、ヨクナールグループがターゲット集団のときの回復割合の差は 17.5%だったからちょっとだけ違いますが、回復割合の比は 1.32 でほとんどかわりませんね。

うん、かぜ症状の重症度で層別したときに、回復割合の比は重症りす群と軽症りす群で 1.33 と 1.29 とそんなに変わらなかったよね。もしほんとうに重症りす群でも軽症りす群でも効果の指標の大きさがおなじだったら、共通効果っていうんだけど、ターゲット集団が変わっても交絡を調整した効果の指標の大きさは変わらないんだよ。

それじゃあ交絡調整の方法がわかったので、今日のゼミはこれで終わりにしましょう。

先生、だいぶ前になってしまいましたが、未知・未測定の交絡要因のことはどうなったのでしょうか。

あーごめんごめん、すっかり忘れてた。サリドマイドのように「未知要因 X が原因」、なんてとんでもないことを言われたらなにも反論できないのか、ってことだったね。

　途中脱落による選択バイアスが起きていたとしたらとか、かぜ症

状の回復を誤分類していて情報バイアスが起きていたとしたら、いまのように未知・未測定の交絡要因による場合が起きていたら、なんていう解析に必要な背後仮定が間違っていたらどのくらい結果が変わるのかを調べることを、感度解析とかバイアス解析といいます。この感度解析のひとつとして、最近になって E 値が提案されたんだよ。

E 値? なんですかそれ。P 値とか S 値とかでもうおなかいっぱいなのに。

E 値はね、

$$E 値 = リスク比 + \sqrt{リスク比 \times (リスク比 - 1)}$$

で簡単に計算できるんだけど、それじゃあレンツの調査結果で計算してみようか。

レンツの調査結果

妊娠初期の	手足などの異常		合計
サリドマイド服用	あり	なし	
あり	90	2	92
確認できず	22	186	208
対象者数	112	188	300

えーと、レンツの調査はケース・コントロール研究だけど、手足などの異常の発生頻度はすごく小さいからオッズ比でリスク比の代用ができるんでしたね。オッズ比は 380 だったから E 値のリスク比のところにオッズ比を代入してと……、E 値はだいたい 760 になりましたけど、これってなに?

E 値というのはね、未知・未測定の交絡要因の影響を定量的に評価する指標の一つなんだ。もしオッズ比 380 というのが、未知要因 X ですべて説明できる、つまり未知要因 X が測定されていて、その影響を調整して解析したら、オッズ比が 1 になってしまうためには、

- 未知要因 X は手足などの異常のリスクを E 値倍高める要因でなければならない

・未知要因 X は妊娠初期にサリドマイドを服用しなかった母親に
くらべ、服用した母親に E 値倍偏って存在しなければならない
という要因なんだよ。だからレンツの調査結果で E 値が 760 という
ことは、手足などの異常のほんとうの原因はサリドマイドではなく
ぜんぶ未知の交絡要因 X のせいだとすると、手足などの異常の発生
リスクを 760 倍高めて、かつサリドマイド服用群に 760 倍も存在す
る要因 X じゃないといけない、ということなんだ。

ひょえー、そんなどっちも 760 倍なんて、当時もいまもそんな要因
X はありえませんね。

オッズ比の 95% 信頼区間の下限 88 で計算しても、E 値は 175 倍だ
からね。175 倍だってそんな未知の要因 X はありえないね。

未知の交絡要因 X についても影響評価ができるなんて、今日は勉強
になりました。定量的な感度解析って重要なんですね。いやあー先
生にりすりす星に来ていただいてよかったなあ。

うふふ、そういわれると困っちゃうね。

あっ統計コンサルテーションの時間だ、それじゃあ今日のゼミはこ
れで終わりにしまーす、さよならー。

えっ、統計コンサルテーション? あいつ、またなんか怪しげなことを。

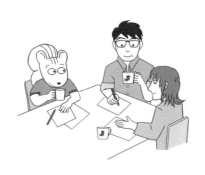

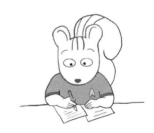

標準化と感度解析

● ●

　ぼく層別解析とサブグループ解析を間違えちゃったけど、これはぼく悪くないですよね。層別解析なんていうネーミングが悪いんですよ。みなさん、これからは層化統合解析といいましょう。

　第4話で教わった層別解析、じゃない、層化統合解析の方法は標準化というそうです。標準化は疫学の領域では古くから使われていて、教科書的にはイギリスのウィリアム・ファーが1859年に最初に使ったとされていますが、実際にはもっと古く、イギリスやデンマークのアクチュアリーの専門家たちが18世紀後半から使っていたそうですよ。アクチュアリーというのは生命保険などの掛け金を計算する保険数理のことだそうで、いまでは保険や年金、企業のリスクマネジメントなどをあつかっているようです。ああそうか、年齢調整死亡率も標準化の考え方を使っているんですね。

　標準化の考え方は、層化統合解析だけじゃなくて、いまでは回帰モデルを使った標準化の方法や、傾向スコアという「曝露を受ける確率」を推定して標準化を行う周辺構造モデルというのも使われているそうです。上級者になるためには、回帰モデルによる標準化、周辺構造モデルによる標準化も勉強しとかなくちゃ。先生に聞いたら、

　　佐藤俊哉・松山裕. 交絡という不思議な現象と交絡を取りのぞく解析：標準
　　化と周辺構造モデル. 計量生物学 2011; **32** (特別号)：S35–S49.
　　https://doi.org/10.5691/jjb.32.S35

この解説論文を読んどくようにいわれました。忙しくてそんなヒマないんだけどなー。

へー、E 値の論文は統計関係の学術誌じゃなく、*Annals of Internal Medicine* という内科の学術誌に掲載されたんですね。

VanderWeele TJ, Ding P. Sensitivity analysis in observational research: Introducing the E-value. *Annals of Internal Medicine* 2017; **167**: 268–274.

　最近、先生が共同研究で臨床の先生と観察研究を行って論文を投稿したら、臨床の査読者から「統計解析の方法は正しいのか」とか「調整した交絡要因が少ないのではないか」といったコメントが返ってきたそうです。先生が解析したのに『なんだかなぁ』と思ったそうですが幸いこの学術誌には統計専門の査読者がいて、「解析には問題ない」とコメントしてもらえたのでたいへんありがたかったそうです。しかもなんとこの査読者「論文を補強する提案がある」ともコメントしてくれて、「未測定交絡の問題については論文中で述べられていないので、E 値を計算してはどうか。E 値にも欠点がないわけではないが（E 値がどのくらいであれば未測定交絡の影響が大きい、あるいは小さい、を判断する基準がない、など）、感度解析としては有用だと思う。」と E 値の計算を勧めてくれたんだそうです。

　論文には自分に都合のいいことばっかりを書くのではなく、「研究の限界」を考察しないといけないのですが、「この研究は観察研究なので未測定交絡の影響は否定できない」とか、「対象者に高齢の方が少なく、一般化可能性に問題がある」とか、だったら最初からそんな研究しなきゃいいじゃないの、といったいいわけめいた内容が多いんだそうです。そこで最近では、E 値のように「未測定交絡の影響があったとしても、この研究では E 値が 2.15 であり、主要な解析では 20 以上の交絡要因の候補で調整済みであるので、イベントの発生を 2 倍以上増やし、コントロールグループにくらべ曝露グループに 2 倍以上多く存在する要因の存在は考えにくかった」のように、限界はあるけどここまでは結論できそうですよ、ということをしめすための定量的な感度解析を報告することが勧められているんだそうです。未測定交絡の感度解析についてもっと詳しくしりたい方は、

佐藤俊哉・山口拓洋・石黒智恵子（編）．これからの薬剤疫学：リアルワール
　　ドデータからエビデンスを創る．朝倉書店, 2021.
を読んでみてください。

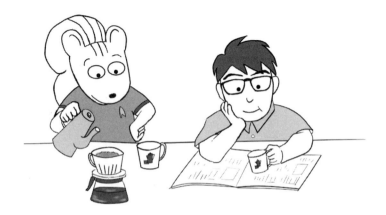

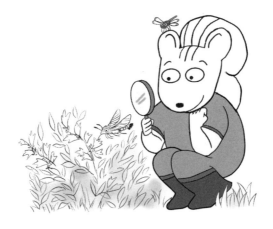

第 **5** 話

データマネジメントは
統計よりも重要なことなんですね

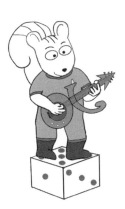

よーし、データをダウンロードできたので張りきって解析しないとね。

 おや、しまりすくん、めずらしく朝からなにをそんなに張りきってるの？

 それがね先生、「りすりす星では医療統計といえばしまりすだ」といううわさが広まっているらしくて、この間臨床の先生から統計コンサルテーションをしてほしいといわれて、ねっとりとお話ししたんですよ。そうしたら盛り上がっちゃって共同研究をすることになって、いまデータが届いたんでこれから解析をするところなんです。

 しまりすくんが自分でそんなうわさを広めてるんだろうなぁ。ん、りすりす星には重い病気なんかなかったんじゃないの？

 いやだなあ先生、地球の病気に決まってるじゃないですか。早く地球を征服して、平和にしたあと人民の健康を守らないといけないから、地球の医療情報にハッキングしてデータベースをダウンロードしたんですって。いやー地球にはセキュリティもなにもあったもんじゃない、っていってましたよ。

 はぁー、りすりす星の科学力からしたらそうなんだろうなぁ。医療統計は遅れていてよかったよ。で、なにを調べるんだい。

 守秘義務があるので、いくら先生でも詳しいことは話せないのですが、めずらしいがんについての治療法の研究で、手術でがんをとりのぞいても再発したり、とり切れなかった場合はがんが大きくなることを「増悪」というそうなんですが、再発や増悪を防ぐために放射線治療を行う場合があるんですって。だけど手術後に放射線治療をしたほうがほんとに再発や増悪を防げるのかはランダム化した試験結果がないので、それをいまはやりのリアルワールドデータを使って調べようということになったようで、ある研究グループが全国調査をしたデータベースがあったんですよ。

地球征服っていうのがなければいい研究なんだけどなあ。

ちょうどよかった、さっそく解析しないといけないので、先生ちょっとお知恵を貸してくださいよ。

それはいいけど、それよりしまりすくん、データチェックはしたの?

データチェック、なんですかそれ?

おいおい、データは集める過程や入力する過程でかならず間違いが起こるから、ファイルに入力されたデータにおかしな値が入っていないかどうか、解析する前に確認しないといけないでしょう。

ぼくが集めたデータじゃないし、臨床の先生からもらったんだからそんなめんどうなことしなくてもいいんじゃないの。

自分で集めたデータじゃなければデータを集めた過程がよくわからないんだから、なおさら入念にデータチェックしないとだめでしょう。ラオ先生も『統計学とは何か』の 221 ページで、

> 他人のデータをそのまま受け入れて統計的分析にかけ、得られた最終結果がたとえ依頼者を満足させたとしても、その行為は統計家にとって道徳的でないものとなる。

って書かれてるしね。集めたデータ、入力されたデータが元のデータとおなじかどうかを確認して、間違っているデータは元データに戻って修正しないといけないし、解析ができるようにデータの質を管理する一連のプロセスのことをデータマネジメントというんだよ。だけど、地球の臨床データの多くで適切なデータマネジメントがなされてないんだ。

チュー、じゃあどうやってデータチェックしたらいいか教えてください。

うん、まずは、ありえないデータはないか? だね。数値で入力され

ていなければいけない年齢とか臨床検査値なんかに文字データなどが入力されていないか、全角の数字を使ってないか、プラスの値しかとらないはずなのにマイナスの値が入力されていないか、「1」と「2」しかとりえないのに「0」や「3」以上の数値が入力されていないか、といったチェックだよね。

　以前臨床検査値に数値ではなく「< 0.01」と入力されていたデータがあって、たぶんその臨床検査の検出限界以下という意味なんだろうけどね。臨床試験ではデータマネジメントがきっちりしていて、この変数はこういう意味でこんな値が入っています、という「データ定義書」っていうのを作ることになっていて、いまの場合だったら「検査値の値、ただし『< 0.01』は検出限界以下を意味する」といった説明があるはずなんだけど、定義書もなにもなかったからほんとに検出限界以下なのかどうかもわかんないよね。

　それから、変数をいくつか組み合わせることでありえないデータがチェックできる場合もあるんだよ。身長が2mの人や体重が30kgの人は別におかしくないけど、身長が2mで体重が30kgの人がいたら、身長か体重のどっちかが間違っていそうだよね。しまりすくんのデータだと、手術日、再発確認日、最終生存確認日などの日付けが、時系列の順番にならんでいるかどうかのチェックも必要だよね。

ひゃーたいへんだ。

解析なんて統計ソフトがあれば簡単にできちゃうから、むしろデータチェックと必要な修正をして解析ができるきれいなデータにするまでの作業のほうがたいへんなんだよ。

　ありえないデータのチェックがすんだら、次はありそうもないデータはないか？ をチェックしないとね。とび抜けて大きい値や、反対にとび抜けて小さい値があったら記入や入力の誤りじゃないかを確認しとく必要があるよね。こういった値のことをはずれ値っていうんだ。

はずれてるんだから解析から除外しないといけない、ってことですか?

いやいや、はずれ値だから除外する、ということではなくて、はずれているので元データにもどって確認が必要、ってことなんだよ。それで間違いであれば修正すればいいし、間違いでなければ除外してはいけないし、間違いかどうかよくわからなかった場合も簡単に除外してはだめなんだよ。自分の研究に都合の悪いデータを除外したんじゃないかって、研究不正の「改ざん Falsification」が疑われちゃうからね。

なるほど。じゃあまずはデータチェックをしてみますので、終わったら報告します。

データチェックはくれぐれも入念にするんだよ。

はーい。

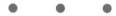

おやしまりすくん、げっそりしてどうしたの?

先生、シーマにも手伝ってもらったんですが、1 週間もかかっちゃって。やっとデータチェックが終わったのでちょっと聞いてくださいよ。

なるほど、データチェックなんかは AI を有効に活用するのがいいのかもしれないな。でどうだったの。

それが先生、やっぱりデータ定義書がみあたらないんですよ。いろいろ調べてもらって、研究グループの電子メールのやりとりまでハッキングしてもらったんですが。

メールのハッキング……、いやいや聞かなかったことにしとこう。

わかったことは地球でよく使われている表計算ソフトの列名のとこ

ろに入力する項目名と簡単な指示が書いてあっただけだったんです。
一部だけですがこんな感じで、

	A	B	C	D	E	F	G	H
1	性別 (1 男性, 2 女性)	最大腫瘍径 (画像上) (X.Xcm)	手術日 (西暦年/月/日) (例 20XX/8/14)	最大腫瘍径 (切除標本) (X.Xcm)	腫瘍遺残 (1 あり, 0 なし)	術後放射線治療 (1 あり, 0 なし)	再発 (1 あり, 0 なし)	再発確認日 (西暦年/月/日) (例 20XX/8/14)
2								
3								
4								
5								

このファイルを各施設に配って、「データを入力して事務局に返信してください」と依頼しただけで、入力の仕方の説明もしてなければデータチェックもしてないみたいなんですよ。

もういやな予感しかしないけど、で、どうだったの?

データがないとき、欠測ですね、欠測のときに入力する値を決めてなかったみたいで、空白になっていたり、「－(マイナス)」、「不明」、「0」と入力されていたのがたくさんあったんですよ。「－」とか「不明」はさすがに欠測なんだろうな、ってわかるんですけど、「0」は入力間違いかもしれないですし、空白になってるのは欠測なのか単に入力をし忘れたのかがわからないですよね。

困ったね、空白になっているものは問い合わせないといけないか。

それから性別には「1」か「2」しかないはずなのに、「0」と入力されているのが2件ありました。

あー、それはたぶん男性が「1」だから、女性をうっかり「0」にしちゃったんだろうね。

性別には空白が入力されていたのもあったので空白は性別不明で、たぶん「0」は女性だと思うんですけどね。

性別が不明? 性別や年齢といった基本的な属性が不明だと、データベースそのものの信頼性が疑わしくなっちゃうよ。性別が空白のも

のも問い合わせないと。

まだまだあるんですよ、この研究では再発と増悪を調べないといけないんですけど、さっきの項目名をみると「再発」の項目しかなくて。再発が「増悪を含む」ってみんながわかっていればいいんですけど……。「腫瘍遺残あり」というのが手術でがんがとり切れなかった患者さんのことなんですが、「腫瘍遺残あり」で「再発あり」となってるのが 150 名くらいいて、この方たちはたぶん増悪なんだろうな、と思います。「再発確認日」に記載があればそれが増悪を確認した日なんでしょうけど、150 名中 15 名は「再発あり」なのに再発確認日が空白だったり、再発確認日欄に丁寧に「手術でとり切れなかった」と書いてあるものもあって。

あらら、その方たちはたぶん増悪しているんだろうけど、厳密にいうともともと再発じゃないから再発確認日は入力できない、って解釈したんだろうね。

そうなんですよ。全体で 3,000 名くらいの規模のデータベースで、しかも再発と増悪が重要な調査なのに、もったいないですよね。それから「手術日」が「再発確認日」や「最終生存確認日」よりもあとになっているデータもそれぞれ 2 件ずつありましたし、シーマ、『手術する前に超音波で調べた画像の最大腫瘍径と手術でとったがんの標本の最大腫瘍径をプロットしてみせて』。

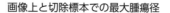

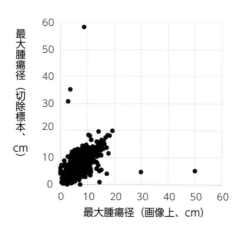

画像上と切除標本での最大腫瘍径

最大腫瘍径（切除標本、cm）

最大腫瘍径（画像上、cm）

 このプロットからは、画像上の最大腫瘍径も切除標本での最大腫瘍径も、30 cm 以上となっている値は、mm で測定した値を誤ってそのまま入力した可能性が 90%以上です。

たぶんそうなんだろうね。

それに切除標本の最大腫瘍径が 0 cm になってるのが 5 名もあって。ぼくも困っちゃって、臨床の先生にお願いして、地球の共同研究者になりすまして事務局に各施設に問い合わせて確認してほしいデータがあるから、とメールしてもらったんですけど……。

共同研究者になりすまし……、これも聞かなかったことにしよう。それで事務局はなんだって?

もう全国調査が終わってから 1 年以上経過していて、入力を担当した臨床医が別の病院に移ったりしてるので再調査はできません、ですって。

やっぱりね、こういう問い合わせはすぐやらないと、時間がたって

からじゃ難しいんだよね。

はぁー、1週間もかけたのに骨折り損のくたびれ儲けでした。地球を征服したら、直接医療記録からデータを読み取って、人口動態統計とつなげれば死亡日もわかるし、ほかの医薬品の処方情報とか看護記録とかとも全部つなげたデータベースを作ったほうが簡単だな。

お、それいいね、そういうことはすぐにでもやってよ。

なにをいってるんですか、星間連盟の倫理規定で、征服されていない独立した星に、りすりす星の進んだ科学力で介入してはいけないんですよ。征服されるまで待ってください。

だって医療データのハッキングしてたじゃないか。

征服のための下調べはいいんですよ。あそうだ、先生、来週博士論文の審査があるんですけど、先生もきてくださいって、みけりす学長がいってました。なんでも論文中に医療統計の内容があるのでコメントしてほしいそうです。

ん、りすりす星で医療統計がわかるのはしまりすくんしかいないんじゃないの。

むふふ、そうなんですよ。だからみけりす学長からは「しまりすくんはまだ大学院生だけど、医療統計に関することには特別にコメントすることを許可する」っていわれてるのでがんばらなくっちゃ。発表者はだいぶ前に征服したうさうさ星からの留学生で、うさうさ星で医療統計をかじった程度みたいですよ。

ほかの星から勉強に来ている動物は、征服した星からだったのか……。ま、まあわかったから、みけりす学長には参加しますと伝えといて。

へーい。

それでは博士論文の審査会をはじめます。申請者には30分程度発表していただき、その後で審査員とのディスカッションを行います。それではうさみさん、発表をはじめてください。

うさうさ星のうさみともうします。それでは発表をはじめます。よろしくお願いします。

　争いが絶えなかったうさうさ星もりすりす星のおかげで平和になり、住民のうさぎが高齢化したことによって、がんの発生が増えています。うさぎには肝臓がんが多く、なかでも手術のできない肝臓がん患者の予後が悪いことがうさうさ星では大きな問題となっています。このためこの切除不能肝臓がん患者で薬物療法がよく効く患者の特徴を調べる観察研究を計画し実施いたしました。切除不能な肝臓がん治療は、肝動脈からがんに直接抗がん剤を注入した後、肝動脈に詰めものをしてがんを兵糧攻めにする局所療法が主流でしたが、最近では分子標的薬の開発が進んで、見込みのありそうな薬物療法も散見されています。

　そこで、うさうさ星立がんセンターの過去5年間のデータから、切除不能肝臓がん患者で薬物療法を実施した52匹と、局所療法を実施した106匹の医療記録から、予後に関係しているという報告のある肝臓がんマーカーの値と腫瘍径を調べました。マーカーの値は5 ng/mL以下または5 ng/mL超、腫瘍径は1 cm以下または1 cm超に分けて薬物療法を受ける予測スコアを推定しました。そして予測スコアが0.5以上の薬物療法が選ばれやすい患者か、0.5未満の局所療法が選ばれやすい患者に分けて層別解析を行って、薬物療法の有効性を調べました。

薬物療法の予測スコア		
マーカー値 （5 ng/mL 以下）	腫瘍径 （1 cm 以下）	予測スコア
1	1	0.65
1	0	0.55
0	1	0.3
0	0	0.1

　マーカー値は 5 ng/mL 以下を 1、5 ng/mL 超をゼロ、腫瘍径は 1 cm 以下を 1、1 cm 超をゼロとして以下の予測式、

$$予測スコア = 0.375 + 0.175 \times AFP 値 + 0.1 \times 腫瘍径$$

を作成しました。

　予測スコアが 0.5 以上の層と 0.5 未満の層で層別解析を行った結果、0.5 以上の層では局所療法にくらべ薬物療法のほうが統計的に有意な生存期間の延長がみられました。しかし 0.5 未満の層では生存期間の有意な延長はみられず、薬物療法の効果はありませんでした。このことから、薬物療法はマーカー値が 5 ng/mL 以下の切除不能肝臓がん患者に有効であり、薬物療法が有効かどうかは腫瘍径とは関係がなくマーカー値だけで決まることがわかりました。

　以上の研究結果は、うさうさ星の切除不能肝臓がん患者の薬物療法に貢献する結果であり、博士論文として価値あるものと考えます。これで発表を終わります、ありがとうございました。

　それではただいまの発表に質問、コメントをお願いします。はじめに学長指名で、しまりすくんから質問、コメントをお願いします。

　はい、医療統計のしまりすです。予測スコアを 0.5 で分けて層別解析を行ったとのことですが、それは層別解析ではなくサブグループ解析ではないでしょうか。

　あ、あいつ自分のことを棚に上げて偉そうに。

　えっ、サブグループ解析ですか。層別解析だと思うのですが、は、は

い、確認しておきます。

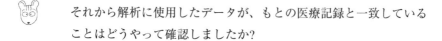

それから解析に使用したデータが、もとの医療記録と一致していることはどうやって確認しましたか?

えーと、共同研究者数名で手分けして肝臓がん患者の医療記録を調べ、医療記録から電子ファイルにデータを入力しました。

それはわかりましたが、電子ファイルに入力したデータともとの医療記録が一致していることは確認したのでしょうか?

えーと、入力の際には注意しましたが……、すみませんがそこまでは確認していませんでした。

この研究でもっとも重要な、マーカー値、腫瘍径、死亡日、最終生存確認日は少なくとも入力したデータに間違いがないか、医療記録を確認しておいたほうがいいのではないですか。

は、はい、そうだったかもしれません。

ほかにいかがでしょうか? はい、先生どうぞ。

作成した予測スコアなんですが、マーカー値と腫瘍径がゼロのとき、予測スコアは 0.375 になって 0.1 にはならないのですが。

えっ、あれ、そ、そうですか?

マーカー値と腫瘍径どちらも $(1, 1)$ のときと、$(1, 0)$ のときは確かに 0.65 と 0.55 になりますが、$(0, 1)$ のときも 0.475 となって 0.3 と違いますよね。

えーっと……、すみません、いまはお答えできませんので、再度数値を確認しておきます。

それでは審査が終わりましたので、論文審査委員会による審査結果

を発表します。データチェックをしていない解析の結果を博士論文として認めるわけにはいかないので、申請者は主要なデータについて医療記録との確認を行ってください。また、予測スコアの値が違っていたことについても調査して結果を報告してください。この2点について再審査を行うことにします。

● 1か月後 ●

それではうさうさ星、うさみ氏の再審査会をはじめます。

うさうさ星のうさみです。前回はたいへん失礼いたしました。ご指摘いただいた2点について検討いたしましたので報告いたします。その前に前回の審査会では解析結果のことを「層別解析」と報告しましたが、調べたところご指摘いただいた通り「サブグループ解析」の誤りでしたので訂正させていただきます。

　それでははじめに入力データの信頼性についてですが、本研究には参加していないうさうさ大学腫瘍学講座の大学院生2名に、医療記録と入力データの照合をしてもらいました。その結果、腫瘍径、最終生存確認日に誤りはありませんでした。マーカー値と死亡日に関しては、数名で若干のずれがあることがわかりました。このことから、今後はうさうさ星の臨床研究におけるデータマネジメントの体制を整備し、データチェック・データマネジメントを徹底するようにいたします。たいへんもうしわけありませんでした。

　次に、予測スコアの数値が違っているというご指摘についてですが、予測式の推定に使用した統計ソフトを確認したところ、マーカー値と腫瘍径は1とゼロではなく、統計ソフトが自動的に1と-1とコーディングして計算されていたことが判明いたしました。訂正したスライドがこちらになります。

薬物療法の予測スコア（訂正版）		
マーカー値 （5 ng/mL 以下）	腫瘍径 （1 cm 以下）	予測スコア
1	1	0.65
1	−1	0.45 ←
−1	1	0.3
−1	−1	0.1

　またこれもたいへんもうしわけありませんが、マーカー値と腫瘍径が (1, −1) の場合の予測スコアが前回の報告では 0.55 となっていましたが、0.45 の計算間違いでしたので修正いたします。スライド中の矢印のところとなります。

　前回の報告では、予測スコアを 0.5 以上と 0.5 未満に分けてサブグループ解析を行うことにしていましたが、共同研究者と相談した結果、恣意的ではありますが、予測スコアを 0.45 以上と 0.45 未満に分けてサブグループ解析を行うことにすれば「薬物療法はマーカー値が 5 ng/mL 以下の切除不能肝臓がん患者に有効であり、薬物療法が有効かどうかは腫瘍径とは関係がなくマーカー値だけで決まる」という結論は変わりませんので、そのように修正させていただきます。こちらもたいへんもうしわけありませんでした。

　以上で発表を終わります。

ただいまの発表に質問、コメントをお願いします。

数名の患者さんでマーカー値と死亡日が違っていたとのことですが、今日は再解析の結果の報告がありませんでしたよね。再解析の結果はどうなったのですか?

さきほどお話ししたように、データマネジメントについては今後の課題とさせていただきました。このため今回は確認作業のみで再解析までは行っておりません。

あちゃー、それはまずいよなぁ。

データが間違っていたことがわかったのに、修正したデータで再解析しなくてほんとにいいんですか?

おっ、しまりすくん、言うじゃないの。

若干の違いでしたので、再解析まではしなくともいいかと……。

それから、計画では予測スコアを 0.5 で分けることにしていたのですから、うさみさんが予測スコアの計算を間違えていなければ、マーカー値と腫瘍径が $(1, -1)$ の方たちは、予測スコアが 0.5 未満のサブグループとして解析していたはずですよね。計画では 0.5 で分けるはずだったのに結論が変わらないから、というよりも、結論が変わらないように 0.45 以上と 0.45 未満で分けることにする、というのは HARKing じゃないですか。

ハ、ハーキングですか?

HARKing は、有意になった結果をみてあとから考えた仮説を研究の前から考えていた仮説のように主張することで、「疑わしい研究行為 QRP」のひとつですよ。それに、マーカー値と腫瘍径が $(1, 1)$ グループの予測スコアは 0.65 で、$(1, -1)$ グループの 0.45 とは 0.2 の違いがありますが、$(-1, 1)$ グループの予測スコアは 0.3 ですから $(1, -1)$ グループとは 0.15 しか離れていないので、$(1, 1)$ グループよりも $(-1, 1)$ グループのほうが値が近いじゃないですか。それなのに 0.45 で分けて $(1, 1)$ グループと一緒にして解析するのはおかしくありませんか?

は、はぁ、そういわれても……。

それでは論文審査委員会の審査結果を発表します。データに間違いがあったということは解析結果も間違ったものになっているので、再解析を実施しないままでは博士論文として合格にするわけにはい

かない、という結論となりました。また HARKing は疑わしい研究行為に該当するので、申請者は十分に反省してください。この博士論文審査はみけりす学長あずかりとし、対応を検討します。

● ● ●

いやー、しまりすくんがんばったねえ。

医療統計といえばしまりすですからね。こんないいかげんな研究じゃだめじゃないですか、データチェックもしていない、なんて。結果だって統計的に有意かどうかだけで判断して、治療効果の指標や信頼区間も報告していないし。しかも、「0.5 未満の層では生存期間の有意な延長はみられず、薬物療法の効果はありませんでした」なんていってましたけど、「有意でなかったから効果はない」は典型的な検定の誤解ですよ。

しまりすくんだってそうだったんだけどなぁ……。まあこれでよくわかったでしょう。入力したデータにはかならず誤りがあることはわかっているので、データチェックをしないで解析をするってことは、データに誤りがあることをしっているのに解析してることになるから、ねつ造に準ずる不正行為なんだよ。間違ったデータを解析して、いくらいい結果になったようにみえても正しい結果なわけはないんだからね。

データマネジメントは統計よりも重要なんですね。

うん、そうなんだけど、地球でもデータマネジメントの専門家、データマネージャーっていうだけどさ、データマネージャーの数が少なくてね。臨床試験ではかならずデータマネージャーさんと一緒に仕事をするんだけど、臨床研究では地球でもうさうさ星とおんなじで、データマネージャーさんがいないのが普通なんだよね。臨床試験だけじゃなくて、臨床研究や疫学研究でもデータマネージャーさんに

共同研究者になってもらって、論文を書くときには共著者にもなってもらうと、研究の質がうんと上がるんだけどねぇ。

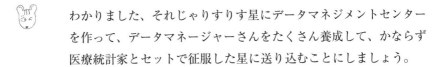

わかりました、それじゃりすりす星にデータマネジメントセンターを作って、データマネージャーさんをたくさん養成して、かならず医療統計家とセットで征服した星に送り込むことにしましょう。

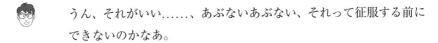

うん、それがいい……、あぶないあぶない、それって征服する前にできないのかなあ。

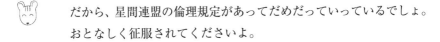

だから、星間連盟の倫理規定があってだめだっていっているでしょ。おとなしく征服されてくださいよ。

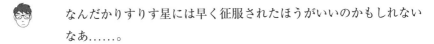

なんだかりすりす星には早く征服されたほうがいいのかもしれないなあ……。

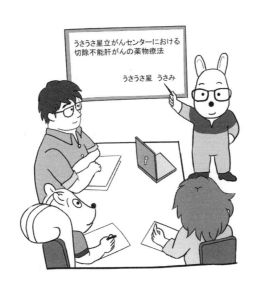

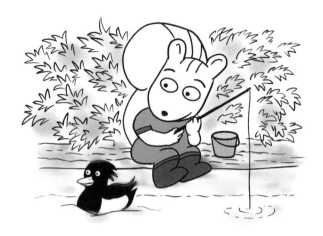

上級者に向けての読み物

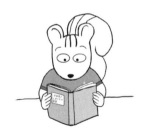

　先生から、「しまりすくんが医療統計の上級者になるためには、文献をたくさん読んで勉強しなさい」と、宿題をどっさりだされてしまいました。とほほ……。

　検定やP値の誤解、S値などについては、まだ日本語でいい文献がないんですよね。だから英語の論文を読みなさいと先生にいわれてしまいました。なーに、シーマにりすりす語訳してもらえばいいのでなんてことないんですけどね。どれどれ、

　Greenland S, Senn SJ, Rothman KJ, et al. Statistical tests, *P* values, confidence intervals, and power: A guide to misinterpretations. *European Journal of Epidemiology* 2016; **31**: 337–350.
　https://doi.org/10.1007/s10654-016-0149-3

　この論文では検定やP値、信頼区間の誤解や誤用がたくさん紹介されています。一番最初に紹介されている誤解は、

　P値は検定する仮説が正しい確率である。たとえば、帰無仮説のP値が1%なら、帰無仮説が正しい確率は1%しかない、あるいはP値が40%なら、帰無仮説が正しい確率は40%である。

です。ふふふ、一番ありがちな誤解ですね。

　Amrhein V, Greenland S. Discuss practical importance of results based on interval estimates and *p*-value functions, not only on point estimates and null *p*-values. *Journal of Information Technology* 2022; **37**: 316–320.
　https://doi.org/10.1177/02683962221105904

　Cole SR, Edwards JK, Greenland S. Surprise! *American Journal of Epi-*

demiology 2021; **190**: 191–193.

https://doi.org/10.1093/aje/kwaa136

Rafi Z, Greenland S. Semantic and cognitive tools to aid statistical science: Replace confidence and significance by compatibility and surprise. *BMC Medical Research Methodology* 2020; **20**: 244.

https://doi.org/10.1186/s12874-020-01105-9

この 3 つの論文では、「有意 significance」とか「信頼 confidence」といった強い表現が「統計解析で不確実さがとりのぞかれ、強い結論が得られる」という誤解を産むもとになっているので、「矛盾しない compatible」といった謙虚な表現にすることが提案されているようです。それと、みなさんどうしてもアルファレベル 5% という有意症から抜けられそうもないので、P 値ではなく S 値を使おうね、と提案しています。

● ● ●

DAG はジュディア・パール先生が因果関係を統計的に調べる方法のひとつとして発展させたんだそうです。ぼくの先生は疫学・医療統計が専門なので、因果関係を調べる統計的方法に興味を持っていて、サンダー・グリーンランド先生（上で紹介した論文の Greenland 先生です）やジャイミー・ロビンス先生の書かれた論文で、反事実（counterfactual）モデルとか潜在結果変数（potential outcomes）モデルを勉強していたそうなんです。DAG については、1995 年のパール先生の論文、

Pearl J. Causal diagrams for empirical research (with discussions). *Biometrika* 1995; **82**: 669–688.

https://doi.org/10.1093/biomet/82.4.669

を読んで、はじめてしって、視覚的にわかりやすく興味をもったそうです。ちなみにこの *Biometrika* はカイ二乗検定を発明したカール・ピアソンさんや、ダーウィンのいとこのフランシス・ゴルトンさんたちが創刊した学術誌なんですよ。有名なスチューデントの t 検定、平均値の差の検定ですね、この論文も *Biometrika* に掲載されたんですね。なんで「スチューデント」かっていうと、著者のシー

リー・ゴセットさんはギネスブックで有名なギネスビールの醸造技師だったのですが、当時ギネス社は社員が実名で論文を発表することに積極的ではなかったので「Student」というペンネームで論文を発表したんだそうです。

パール先生の大著、

Pearl J. *Causality: Models, Reasoning, and Inference*, 2nd ed. Cambridge University Press, 2009.

の初版は日本語訳も出版されています（黒木学（訳）. 統計的因果推論　モデル・推論・推測. 共立出版, 2009）。わー、これはもうばりばりの専門書なのでぼくにはまだ難しすぎです。もう少しやさしいのはありませんか、と先生に聞いたところ、やはりパール先生の、

Pearl J, Glymour M, Jewell NP.（落海浩（訳））入門　統計的因果推論. 朝倉書店, 2019.

を勧めてもらいました。「入門」とはなっていますが、これはどうみても中級者以上向けですね。

DAG も含めてもう少し広く因果関係を調べる方法の入門としては、

松山裕. 18. 因果推論. 丹後俊郎・松井茂之（編）, 新版　医学統計学ハンドブック. pp.522–546, 朝倉書店, 2018.

がコンパクトにまとまっていてお勧めだそうです。また英語の本となってしまいますが、ミゲール・ヘルナン先生とさっきのロビンス先生が書かれた教科書、

Hernán MA, Robins JM. *Causal Inference: What If*. Chapman & Hall/CRC, 2023.

は DAG も含んだ因果推論全般の入門としてとてもよく書かれているそうです。ヘルナン先生のサイト、

https://www.hsph.harvard.edu/miguel-hernan/causal-inference-book/

から全文がダウンロードできますよ。

これもちなみにですが、『新版　医学統計学ハンドブック』は一冊あると、臨床試験・疫学研究に関する統計的方法がコンパクトに網羅されていて、とっても便利だそうです。

データが間違っていたら話になりませんから、データマネジメントは統計よりもずっとずっと重要なんですが、これもなかなかいい教科書がないんですよね。製薬メーカーが実施する臨床試験では GCP（Good Clinical Practice）という国際的な基準があって、厳格なデータマネジメントがなされていますし、研究者が実施する臨床試験でも病院によって名称は少し違いますが「臨床研究センター」ができていて、データマネージャーさんが働いています。こういった臨床試験でのデータマネジメントについては、

松井研一. 9. データマネジメント. 丹後俊郎・上坂浩之（編），新装版　臨床
　　試験ハンドブック：デザインと統計解析. pp.192–202, 朝倉書店, 2021.

がコンパクトな解説となっています。観察研究でも役に立つことが書いてあります。

　困ってしまうのは、データベースやレジストリといったすでに集められているデータを扱う場合ですね。こういったデータは研究目的で集められているものもありますが、研究目的以外の理由で集められているものもあります。医療費の支払いに関するデータベースを使って医薬品の安全性研究を行う、なんていうのは、研究目的以外の理由で集められたデータですし、いわゆるビッグデータはほとんどがこのタイプになり、どうやってデータマネジメントがなされていたのかがよくわからないですよね。研究目的で構築されたデータベースでも、別の研究に使うときはおなじような問題がありますね。データベース研究でのデータチェックについては、

梶山和浩. 3. リアルワールドデータの解析. 佐藤俊哉・山口拓洋・石黒智恵
　　子（編），これからの薬剤疫学：リアルワールドデータからエビデンスを創
　　る. pp.115–126, 朝倉書店, 2021.

にまとまっています。

　みなさーん、お待たせしました、しまりすくんがとうとう動画になりました。中外製薬とのコラボで、岩波書店版『宇宙怪人しまりす　医療統計を学ぶ』の、

第 1 話　4 月　あっちの星から来ました「率と比と割合」

第 2 話　5 月　ほんとだ、偶然ですね「死亡率」

第 3 話　6 月　飲んだらなおったんだから「薬の効き目を調べるには」

第 4 話　7 月　タバコを吸った人が全員肺がんになるんじゃないと「病気の原因を調べる方法」

第 5 話　8 月　そういわないで統計で何とかごまかせませんか「脱落」

第 6 話　9 月　今後の惑星征服の発展に貢献することができました「感度と特異度」

がアニメ化され、YouTube で観ることができます。

https://www.youtube.com/playlist?list=PLMqq6ilm0jpefMY5T1OsI-2_YxzM3CI8v

しまりすくんの COI はだいじょうぶかって、いやですねえみんな疑い深くて。なんで中外製薬がぼくのアニメを作ったのかは CHUGAI DEGITAL のサイト、

https://note.chugai-pharm.co.jp/n/n94a4bf84e7e4

https://note.chugai-pharm.co.jp/n/nd5dc41ea6915

に書かれていますからこちらもぜひ読んでください。6 話とも十数分の動画なので、難しい勉強をした後の息抜きにちょうどいいですよ。

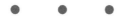

日本医療研究開発機構 (AMED) の「生物統計家育成支援事業」による、中級者向けの全 10 回の聴講コース「臨床研究者のための生物統計学」が京都大学 Open Course Ware、

https://ocw.kyoto-u.ac.jp/course/328/

で公開されていますね。内容は、

1）なぜランダム化が必要なのか?

2）リスクの指標と治療効果の指標

3）仮説検定と P 値の誤解

4）生存時間解析の基礎

5）メタアナリシス

6）統計家の行動基準　この臨床試験できますか？

7）データマネジメントとは

8）ランダム化ができないとき

9）交絡とその調整

10）回帰モデルと傾向スコア

とランダム化臨床試験から観察研究、ASA 声明のほか、統計関係の講義ではなかなか聞けない医療倫理やデータマネジメントも勉強することができるそうです。どの講義も 1 時間くらいで、15 分くらいのチャプターに分かれているので視聴しやすいと思いますよ。

　YouTube でも視聴できるので、YouTube の検索で「聴講コース」と入力してみてください。

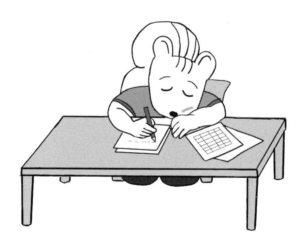

索　引

著者略歴

佐 藤 俊 哉

1959 年　長野県に生まれる
1986 年　東京大学大学院医学系研究科博士課程修了
現　在　京都大学大学院医学研究科 教授
　　　　保健学博士

宇宙怪人しまりす 統計よりも重要なことを学ぶ

定価はカバーに表示

2024 年 3 月 1 日　初版第 1 刷

著　者　佐　藤　俊　哉

発行者　朝　倉　誠　造

発行所　株式会社　朝　倉　書　店

東京都新宿区新小川町 6-29
郵 便 番 号　１６２-８７０７
電　話　03（3260）0141
Ｆ Ａ Ｘ　03（3260）0180
https://www.asakura.co.jp

〈検印省略〉

© 2024 〈無断複写・転載を禁ず〉

シナノ印刷・渡辺製本

ISBN 978-4-254-12297-8　C 3041　　　　Printed in Japan

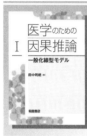

入門 統計的因果推論

J. Pearl・M. Glymour・N.P. Jewell(著) ／落海 浩 (訳)

A5 判／200 頁　978-4-254-12241-1 C3041　定価 3,630 円（本体 3,300 円＋税）

大家 Pearl らによる入門書。図と言葉で丁寧に解説。相関関係は必ずしも因果関係を意味しないことを前提に，統計的に原因を推定する。〔内容〕統計モデルと因果モデル／グラフィカルモデルとその応用／介入効果／反事実とその応用

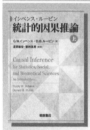

医学のための因果推論 I. 一般化線型モデル / II. Rubin 因果モデル

田中 司朗 (著)

I 巻：A5 判／192 頁　978-4-254-12270-1 C3041　定価 3,520 円（本体 3,200 円＋税）
II 巻：A5 判／224 頁　978-4-254-12271-8 C3041　定価 3,850 円（本体 3,500 円＋税）

因果推論の主要な手法を 2 分冊で解説する。医学研究の課題を解決するために．〔I 巻内容〕一般化線型モデル／共変量の選択／大標本のための統計的推測の手法／小標本のための統計的推測の手法／〔II 巻内容〕推定目標／ランダム化／プロペンシティスコア／操作変数法／周辺構造モデルと IPW 推定量／媒介分析

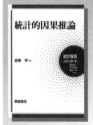

インベンス・ルービン 統計的因果推論 （上 / 下）

G.W. インベンス・D.B. ルービン (著) ／星野 崇宏・繁桝 算男 (監訳)

上巻：A5 判／320 頁　978-4-254-12291-6 C3041　定価 5,940 円（本体 5,400 円＋税）
下巻：A5 判／416 頁　978-4-254-12292-3 C3041　定価 6,930 円（本体 6,300 円＋税）

ノーベル経済学賞受賞のインベンスと第一人者ルービンによる統計的因果推論の基本書。潜在的結果変数，割り当てメカニズム，処置効果，非順守など重要な概念を定義しながら体系的に解説。〔部構成〕基礎：枠組み／古典的無作為化実験／正則な割り当てメカニズム：(1) デザイン／ (2) 解析／ (3) 追加的な解析／非順守。

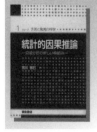

統計解析スタンダード 統計的因果推論

岩崎 学 (著)

A5 判／216 頁　978-4-254-12857-4 C3341　定価 3,960 円（本体 3,600 円＋税）

医学，工学をはじめあらゆる科学研究や意思決定の基盤となる因果推論の基礎を解説。〔内容〕統計的因果推論とは／群間比較の統計数理／統計的因果推論の枠組み／傾向スコア／マッチング／層別／操作変数法／ケースコントロール研究／他

シリーズ〈予測と発見の科学〉1 統計的因果推論 —回帰分析の新しい枠組み—

宮川 雅巳 (著)

A5 判／192 頁　978-4-254-12781-2 C3341　定価 3,740 円（本体 3,400 円＋税）

「因果」とは何か？ データ間の相関関係から，因果関係とその効果を取り出し表現する方法を解説。〔内容〕古典的問題意識／因果推論の基礎／パス解析／有向グラフ／介入効果と識別条件／回帰モデル／条件付き介入と同時介入／グラフの復元／他

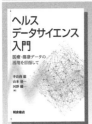

これからの 臨床試験 ―医薬品の科学的評価原理と方法―

椿 広計・藤田 利治・佐藤 俊哉 (編)

A5 判／192 頁　978-4-254-32185-2 C3047　定価 4,180 円（本体 3,800 円＋税）

国際的な視野からの検討を加え，臨床試験の原理的・方法的側面の今日的テーマを網羅した意欲作。〔内容〕P コントロール／人体実験から臨床試験へ／用量反応情報／全般的な臨床評価／ITT 解析／多施設臨床試験／代替エンドポイント／他。

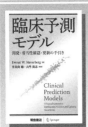

ヘルスデータサイエンス入門 ―医療・健康データの活用を目指して―

手良向 聡・山本 景一・河野 健一 (編)

A5 判／224 頁　978-4-254-12286-2 C3041　定価 3,960 円（本体 3,600 円＋税）

医療分野におけるデータサイエンスの入門書。データベースの構築，管理などの基本をおさえ，データの扱い方や統計分析の手法も網羅。統計関係の学生や研究者にはもちろん，臨床研究の現場や，医療データを扱う研究機関や企業でも有用な一冊。〔内容〕プロジェクト企画／データアーキテクチャ／データマネジメント／データアナリシス

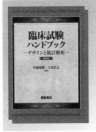

臨床予測モデル ―開発・妥当性確認・更新の手引き―

E.W. Steyerberg(著) ／手良向 聡・大門 貴志 (監訳)

A5 判／624 頁　978-4-254-12277-0 C3041　定価 12,100 円（本体 11,000 円＋税）

臨床予測モデルを詳説。臨床予測モデルの概説から始まり，モデルの構築，一般化可能性，適用事例も網羅。豊富な図表と実践的な内容が魅力の一冊。〔内容〕研究デザイン／有用性の評価／外的妥当性のパターン／事例研究／他

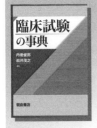

臨床試験ハンドブック （新装版）―デザインと統計解析―

丹後 俊郎・上坂 浩之 (編)

A5 判／772 頁　978-4-254-32262-0 C3047　定価 22,000 円（本体 20,000 円＋税）

ヒトを対象とした臨床研究としての臨床試験のあり方，生命倫理を十分考慮し，かつ，科学的に妥当なデザインと統計解析の方法論について，現在までに蓄積されてきた研究成果を事例とともに解説。〔内容〕種類／試験実施計画書／無作為割付の方法と数理／目標症例数の設計／登録と割付／被験者の登録／統計解析計画書／無作為化比較試験／典型的な治療・予防領域／臨床薬理試験／グループ逐次デザイン／非劣性・同等性試験／薬効評価／不完全データ解析／メタアナリシス／他

臨床試験の事典

丹後 俊郎・松井 茂之 (編)

A5 判／592 頁　978-4-254-32264-4 C3547　定価 16,500 円（本体 15,000 円＋税）

◆臨床試験の研究デザイン，実施方法，関連法規，疾患領域別の動向，解析手法や統計学的手法などに関する重要なキーワードを見開き 2～4 頁で簡潔に解説。

◆豊富な事例とともに臨床試験の全体像を理解できる 1 冊。

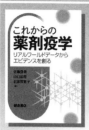

これからの薬剤疫学 —リアルワールドデータからエビデンスを創る—

佐藤 俊哉・山口 拓洋・石黒 智恵子 (編)

A5 判／196 頁　978-4-254-30123-6 C3047　定価 3,630 円（本体 3,300 円＋税）

薬害問題などを踏まえ，ますます重要になっている，リアルワールドデータ（RWD）に基づいた市販後の医薬品の効果・安全性の調査・研究を解説。〔内容〕薬剤疫学と RWD ／薬剤疫学研究計画書の書き方／ RWD の解析／バイアス

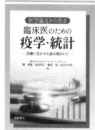

医学論文から学ぶ　臨床医のための疫学・統計
—診療に生かせる読み解きかた—

磯 博康・北村 哲久・服部 聡・祖父江 友孝 (編)

B5 判／288 頁　978-4-254-31098-6 C3047　定価 6,600 円（本体 6,000 円＋税）

◆よくある「理論→実例」という順番とは逆に，実例（論文）からさかのぼって解説する，現場目線の疫学・統計書◆34の療科・講座が選定した超・重要論文65件を題材に「診療に生かせる論文の読みかた」が身につく，臨床医・研修医・医学生に必携の1冊◆文献抄読カンファレンスを疑似体験できるような，実践的なエクササイズ・ディスカッションが満載

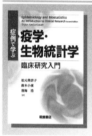

症例で学ぶ疫学・生物統計学 —臨床研究入門—

B. Kestenbaum(著) ／松元 美奈子・鈴木 小夜・落海 浩 (訳)

A5 判／288 頁　978-4-254-30127-4 C3047　定価 5,280 円（本体 4,800 円＋税）

Epidemiology and Biostatistics: An Introduction to Clinical Research, 2nd edition の翻訳。臨床研究に必須の疫学・生物統計の基礎を平易な表現・数式で初学者にもわかりやすく解説。巻末の用語集も充実。

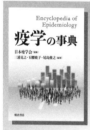

疫学の事典

日本疫学会 (監修) ／三浦 克之・玉腰 暁子・尾島 俊之 (編集)

A5 判／576 頁　978-4-254-31097-9 C3547　定価 16,500 円（本体 15,000 円＋税）

◆疫学（人の集団における病気の原因，診断，治療，予防対策などを明らかにする学問）の重要なキーワードを見開き単位で簡潔に解説した事典。◆従来の教科書とは異なり，豊富な事例で読みやすく実践的な内容。◆「再生産数」など，新型コロナウイルス感染症（COVID-19）の報道で注目される疫学的な用語・知見の理解のためにも必携の一冊.

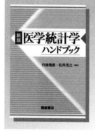

新版 医学統計学ハンドブック

丹後 俊郎・松井 茂之 (編)

A5 判／868 頁　978-4-254-12229-9 C3041　定価 22,000 円（本体 20,000 円＋税）

全体像を俯瞰し，学べる実務家必携の書［内容］統計学的視点／データの記述／推定と検定／実験計画法／検定の多重性／線形回帰／計数データ／回帰モデル／生存時間解析／経時的繰り返し測定データ／欠測データ／多変量解析／ノンパラ／医学的有意性／サンプルサイズ設計／臨床試験／疫学研究／因果推論／メタ・アナリシス／空間疫学／衛生統計／調査／臨床検査／診断医学／オミックス／画像データ／確率と分布／標本と統計的推測／ベイズ推測／モデル評価・選択／計算統計